ORIGINAL POINT PSYCHOLOGY | 沉心理

前世今生

穿越时空的疗愈

[美] 布莱恩·魏斯◎著
（Brian L. Weiss）

邹雯虹◎译

THROUGH TIME INTO HEALING

DISCOVERING THE POWER OF REGRESSION THERAPY TO ERASE TRAUMA AND TRANSFORM MIND, BODY, AND RELATIONSHIPS

华龄出版社
HUALING PRESS

北京市版权局著作权合同登记号　图字：01-2025-0911 号

图书在版编目（CIP）数据

前世今生：穿越时空的疗愈 /（美）布莱恩·魏斯著；邹雯虹译. -- 北京：华龄出版社，2025. 4.

ISBN 978-7-5169-2946-9

Ⅰ. R749.055-49

中国国家版本馆CIP数据核字第20255YV753号

策　划　颉腾文化

责任编辑　王　慧　　责任印制　李未圻

书　名	前世今生：穿越时空的疗愈	作　者	[美] 布莱恩·魏斯
出版发行	华龄出版社 HUALING PRESS	译　者	邹雯虹
		邮　编	100011
社　址	北京市东城区安定门外大街甲 57 号	传　真	（010）84049572
发　行	（010）58122255	印　次	2025 年 4 月第 1 次印刷
承　印	涿州市京南印刷厂	开　本	1/32
版　次	2025 年 4 月第 1 版	字　数	123 千字
规　格	880mm × 1230mm		
印　张	6.75		
书　号	ISBN 978-7-5169-2946-9		
定　价	59.00 元		

赞誉

感谢作者帮我打开了一扇大门，让我对生命有了全新的思考。如果你想更了解自己、有效减轻对死亡的恐惧、更快实现内在突破，我强烈建议你阅读本书。

——剽悍一只猫　个人品牌顾问、《一年顶十年》作者

每一次见面，都是久别重逢。这句话，是我对本书的理解。每一次“重逢”聚在一起，也都是无常的，只是因缘会遇的暂时显现而已，在不久的将来，必定会面临分离、各奔东西。这即是：缘起，我在人群中一眼看到了你；缘灭，你湮没在人群中。所以，活在缘分中，而非关系里。当分离来临时，也没必要过于悲痛，坦然接受、勇敢面对才是智者的选择。

——小焓　知名博主

魏斯教授的这本书，从心理学的实证角度出发，给我们展现了西方文化背景下认知生命真相的可能性，而且借助“前世今生”的体验，重建充满善意和爱的人际关系，这或许为当今中国人的生命观提供了一个既传统又充满现实意义的理解角度。

——成庆　上海大学文学院副教授

人类害怕死亡源于对未知的恐惧，倘若人人都了知换身如换衣，生死轮回不过是一种生命形态蜕变为另一种生命形态，如同蝉从幼虫蜕变而来，又如毛毛虫蜕变为蝴蝶一般容易，那么人们就不会将宝贵的时光浪费在恐惧死亡上，导致入戏太深，忘记了生命的真正意义。是时候找回本来面目了，阅读魏斯教授的这本书，踏上归真之旅。

——无心道人　“素心真学”创立者

推荐序

多年前，西方社会对某些心灵现象的关注增多。类似于濒死体验、前世回溯、灵魂出窍、死者的幻影之类的令人瞩目的灵性事件，都能从电视和广播中听到，从书籍和报纸上看到，是整整一代人从小就耳濡目染的故事。我时常有幸对 20 多岁的人进行公开演讲，他们谈起自己对某些心灵现象的感受时，总是如此淡定自然，每每令我震惊不已。

曾经，公众对濒死体验的兴趣方兴未艾，有人将其斥为肤浅的流行风潮。时至今日，多年过去了，我这才开始意识到，濒死体验等心灵现象已成为我们文化中的一部分。我想我们即将进入历史长河中一个独特的社会时期（如果现在还不算已然身处其中的话）。越来越多的人能够坦然自在地谈论自己的内心体验，交流彼此的感受。

经过布莱恩·魏斯博士、威廉·洛尔博士、肯·瑞博士、布鲁斯·格雷森博士、麦尔文·莫尔斯博士等一众来自欧美或其他国家和地区的专家学者、医生、心理学家的研究探索，相关领域有了惊人的进展。未来几年内，相关研究会推进到一定程度，让人们更好地理解和利用这些心灵现象。举一个例子，我曾和许多同事共同研发出一种方法，令心理正常、情绪稳定、意识清醒的成年人能感受到与逝去的所爱之人鲜明生动的情感联结，音容笑貌宛如生前。令我惊讶的是，我的实验对象，目前为止都是绝对冷静清醒的专业人士，他们中的许多人表示通过这种方法获得了某种程度的内心慰藉。

之所以出现这种趋势，我个人认为，是因为我们许多人开放了自己的内心，充分去接受各种心灵现象。在我看来，现有的这种发展态势或许对人类大有益处。瓦茨拉夫·哈维尔，捷克剧作家、政治家，捷克前总统，曾在美国国会发表过一次关于人类意识和社会的演讲。他坚定地阐明自己的信念——当人类意识方面发生一些改变、变革，可以促进这世界的和谐与进步。

超凡人类意识现象目前广受关注，布莱恩·魏斯博士在本书中阐述的前世回溯疗法就是其中一个例子。我们大可不必因为经历过这类心灵现象而感到难堪或者羞耻。伟大的现代历史学家阿诺德·汤因比曾讲述他亲身经历过这类心灵现象，得到灵感启示，写出了自己的史学代表著作。尽管他的体验是在没有治疗师引导的情况下自发产生的，但是他的情况同布莱恩·魏斯的描述极其类似。

经历过濒死体验的人告诉我们，在尘世生命即将逝去的时刻，他们意识到，人活这一世，最重要的事情，无非就是去爱。现在看来，这是我们改变世界的方式之一。我们会发现，改变意识是实现这个目的的最佳途径。

布莱恩·魏斯是一位不折不扣的先锋，致力于探寻、宣传更多可以帮助人们理解和处理心灵现象的科学手段。这些手段能够增进个人对自身的了解，也能促进全人类对自身的了解。特别是身处当前这个电子媒体时代，我们可以推广他与其他专家学者开发的各种方式和手段，用爱与和平让全世界人民走到一起。

——雷蒙德·穆迪博士

目录

第一章

序曲

如果你未曾阅读过我的另一部作品《前世今生：生命轮回的启示》，在我们开启疗愈之旅前，你需要对我的情况有基本的了解，以下是必要的自我介绍。

在我遇到书中接受治疗的主人公凯瑟琳之前，我的职业生涯一直是单向的，而且具有很强的学术性质。我曾以二等优异成绩从哥伦比亚大学毕业，并荣获全美优等生荣誉协会会员资格。拿到了耶鲁大学医学院的医学学位，并成为该医院精神科的主治医生。曾担任多所著名大学医学院的教授，发表了40多篇关于精神药理学、脑化学、睡眠障碍、抑郁症、焦虑症、药物滥用疾病和阿尔茨海默病等领域的论文。此前，我唯一出版的著作是《胆碱功能生物学》，可惜未能跻身畅销书之列。此外，我是左脑型思维者，相信科学与逻辑；我还有些强迫症，对通灵之类的“非科学”领域完全持怀疑态度，而且此前我对于前世或转世的概念一无所知，也不感兴趣。

在佛罗里达的迈阿密西奈山医疗中心担任精神科主任一年后，我接诊了转诊来的患者凯瑟琳。凯瑟琳年近30岁，来自新英格兰，是一位天主教徒。她自洽于自己的宗教信仰，从未质疑。此外，她罹患恐惧症、持续性惊恐发作、抑郁症和长期梦魇，饱受恐惧的折磨。这些症状已经困扰她很长时间了，而且现在还在不断恶化。

经过一年多的传统心理治疗，她的病情依旧很严重。我本以为在初始疗程结束后，她能有所好转。她是医院实验室的技术人员，具备配合治疗所需的才智和领悟能力。没有任何迹象显示她的病情会很棘手。从她的背景来看，预后应该良好。因为凯瑟琳一直害怕呕吐和窒息，她拒绝服用任何药物，所以我没有使用治疗这些症状时常用的抗抑郁药和镇静剂；当时我还没意识到，这居然让她因祸得福。

最终，凯瑟琳同意尝试催眠疗法，即通过集中注意力回溯自己的童年时期，尝试发觉那些被压抑或被遗忘的创伤。我认为一定是这些创伤造成了她目前的症状。

凯瑟琳进入一种深度催眠状态，开始回忆起在清醒状态下回忆不起来的事情。她回忆起自己曾被人从跳板上推下，在水里几乎窒息；还回忆起在牙科诊所，被自己脸上戴着的呼吸面罩吓到；最糟糕的是，她回忆起3岁时曾被酗酒的父亲猥亵过，而且那时为了让她安静下来，父亲用大手捂住了她的嘴。现在，我确信我们找到了答案，也确信她会逐渐康复。

然而，她的症状仍然非常严重。我很惊讶，因为我原本以为治疗效果会比现在要好。根据她现在的情况，我认真思索了一番，认为她的潜意识中一定还存在着更多创伤记忆。如果她的父亲在她 3 岁时就曾猥亵过她，那么也许在更早的时候，他就开始有这种行为了。或许我们可以再尝试治疗一次。

接下来的一周，我再次将凯瑟琳带入深度催眠状态，但这一次，我无意中给出了一个开放式的、指向不严谨的指令。

“回到你的症状出现的时候。”我说道。

我原本期望凯瑟琳能回溯到更早的童年时期。

结果，她竟然回到了她的前世，那是大约 4000 年前的古代近东。在那一世，她有着不同的面容、不同的身体、不同颜色的头发和不同的名字。她记得当时的地形、衣服和日常用品的细节。她回忆起了那一世中发生的事情，她最终淹死在洪水或潮汐中，她的宝宝也被巨大的水流从她怀里冲走。凯瑟琳死后，她的灵魂漂浮在肉体的上方。这与伊丽莎白·库布勒·罗斯博士、雷蒙德·穆迪博士、肯尼斯·林博士等人对濒死体验的研究如出一辙。我们稍后会在本书中详细讨论这些内容。然而，凯瑟琳从未听说过这些学者，也不知道他们的研究内容。

在这次催眠过程中，凯瑟琳还回忆起了另外两世的经历。在其中一世，她是18世纪的西班牙妓女；在近东那一世过了几百年后，她又转世成了一个希腊女人。

面对这种情况，我既震惊又有些怀疑，我曾使用催眠疗法治疗过数百例患者，但从未发生过这种情况。在这一年多的强化心理治疗过程中，我对凯瑟琳十分了解，我知道她没有精神病、幻觉和多重人格，不容易受外界影响，也没有吸食违禁品或酗酒问题。因此，我得出结论，她的“回忆”中一定存在某些梦境或幻想成分。

但是，奇怪的事情发生了。凯瑟琳的症状明显开始好转，我明白那种梦境或幻想成分在临床上不会这么快就将她疗愈。经过一周又一周的治疗，她从前那些棘手的症状全部消失了。在催眠状态下，她回忆起了更多前世的经历。不过几个月的时间，她就痊愈了，而且没有接受任何药物治疗。

随着她的痊愈，我逐渐打消了此前的疑虑。记不清是在第四次还是第五次催眠过程中，更加奇怪的事发生了。在回忆完某一世的死亡经历后，凯瑟琳的灵魂似乎离开了身体，沐浴在神光中。在两世之间的罅隙，她经常遇到这种情况。

“他们说世上存在着众多神灵，神就在我们每个人身上。”她用低沉的声音说道。她接下来所说的话彻底改变了我的余生。

“你父亲就在这里，还有你儿子，他还是个小婴儿。你父亲说你会认得他的，他叫艾弗罗，你女儿的名字就是用了他的名字；还有，他死于心脏病。你儿子的心脏也很特殊，他的心脏是倒转过来的，像鸡心那样；因为爱你，你的儿子做出了巨大的牺牲，他的灵魂是非常高维度的存在，他的死偿还了父母的业债；他还想告诉你，现代医学本来就非常有局限性，只能做到这种程度了。”

凯瑟琳说完后，我静静地坐在那里，内心生出一股肃穆之情，试图用麻木的头脑弄清楚这到底是怎么回事，屋里一片冰凉。

对于我的私生活，凯瑟琳几乎一无所知。在我的办公桌上，摆着我女儿婴儿时期的照片，她开心地笑着，嘴里只有两颗乳牙。旁边还摆着我儿子的照片，除此之外，凯瑟琳几乎完全没有办法了解我和我家人的过去。我接受过多年传统心理治疗教育，深知治疗师应该像一块白板，让患者将他们的感受、想法和态度投射在上面，然后治疗师再对这些内容进行分析，从而拓宽患者的思想维度。因此，在治疗中，我一直与凯瑟琳保持着这种距离。我甚至从来没有在办公室里摆过我的执业证书，她只知道我是一名精神科医生，而对我的过去和私生活一无所知。

我的第一个儿子叫亚当，他的夭折成了我人生最大的悲剧。那是 1971 年初，他出生仅 23 天后就夭折了。出生后，回到家中大概 10 天后，我的儿子就开始出现呼吸问题，并剧烈呕吐。

医生很难确诊他的病情，只是告知我们：“他的肺静脉引流完全紊乱了，还伴有心脏房间隔缺损，大概每1000万名新生儿中，只有一例会出现这种情况。”肺静脉本应将富含氧气的血液输送到心脏，我儿子的却错误地连接到了心脏的另一侧，就好像他的心脏被倒转了过来，这种情况实属罕见。

我们孤注一掷地选择对他进行体外循环心脏手术，却没有救活亚当，手术几天后，他就夭折了。我与妻子为此悲恸了好几个月，我们的希望和梦想也完全破灭。直到一年后，我们又有了一个儿子乔丹，他给予我们很大的安慰，缓解了我们的伤痛。

在亚当夭折前的那段时间里，我一直对选择从事精神病学方面的职业摇摆不定，因为在内科，我度过了一段愉快的实习期，还收到了住院医生的职位邀请。然而，在亚当夭折后，我坚定地选择了精神病学领域。我对现代医学充满了怨念，它有那么先进的科技和手段，却无法拯救我的儿子，他还只是一个小小的婴儿啊！

我父亲的身体一向硬朗。直到1979年初，61岁的他出现了严重的心脏病。最初，疾病并没有夺走他的生命，却给他的心脏壁造成了无法修复的损伤。3天后，他去世了。在他去世九个月后，我才第一次与凯瑟琳见面。

我父亲有宗教信仰，比起精神性皈依，他更注重日常的宗教仪式。他的希伯来语名字叫艾弗罗（Avrom），比英文名字艾尔温(Alvin)更适合他。在他去世四个月后,我的女儿艾米(Amy)出生了,我们用父亲的名字给她命名。

现在是 1982 年,在这间幽暗的办公室中,关于这个世界隐秘的真相,如同震耳欲聋的洪流,一股脑地向我涌来,我在这片精神的大海中遨游,我喜欢上了这片水域。我的胳膊上起了一层鸡皮疙瘩。凯瑟琳不可能知道这些事情,她无处查证——我父亲的希伯来语名字,我儿子夭折于千万分之一的心脏缺陷,我对现代医学的怨念,我父亲的离世,还有我女儿的名字——太多了,太具体了,太真实了。凯瑟琳,一个普通的实验室技术人员,现在居然能够通灵。如果她能说出这些事情,那她还能说出什么?我想知道更多。

“谁,”我语无伦次地说道,“还有谁在那里?谁告诉你这些事情的?”

“是‘大师’们,”她轻声道,“是高维灵体告诉我的,他们还说我已经轮回 86 次了。”

我明白凯瑟琳不知道,也不可能知道我的家事。父亲去世于新泽西州,安葬在纽约州北部,他去世时甚至没有讣告。亚当已经夭折 10 年了,而且是在 1200 英里[①] 外的纽约;在佛罗里达州,只有极少数密友才知道我儿子亚当,知道他死因的人更是少之又少,医院里当然也没有人知道。凯瑟琳根本没办法打探到我

① 1 英里 =1609.344 米。

的家事。然而，在她提到我父亲的名字时，她说的是希伯来语名字艾弗罗，而不是英文名字艾尔温。

从震惊中缓过神来后，我又成了那个有强迫症、受过学术训练的精神科医生。我开始在图书馆和书店里搜寻更多信息，我找到了一些优秀的作品，比如伊恩·史蒂文森博士对幼儿表现出转世记忆的研究。我们稍后将在本书中进行简单的讨论。我还找到了一些关于前世回溯的临床研究，即使用催眠和其他相关方法，使患者的潜意识回到过去，重新唤起前世的记忆。现在，据我所知，越来越多的临床医生害怕公开他们的研究，害怕公众的反应，担心自己的职业生涯和声誉受到影响。

凯瑟琳的故事在《前世今生：生命轮回的启示》中有完整的描述，她回忆起了十几世的前世轮回，并最终痊愈。她现在过着更加幸福、更加快乐的生活，彻底摆脱了长期折磨她的诸多症状和对死亡的恐惧。她知道自己的一部分，也就是她的灵魂，不仅包含着她的记忆和性格，还拥有比头脑更广阔的空间，而且会在肉体死亡后继续存在。

凯瑟琳的事情彻底改变了我对心理治疗的看法。我意识到，前世回溯疗法是一种能够快速治疗精神类疾病的方法。以前，这些症状需要经历数月甚至经年的治疗才能得到缓解，治疗费用高昂，而前世回溯疗法则更为直接，能够疗愈创伤和恐惧。

我开始使用这种疗法治疗其他患者，同样取得了良好的效果。在撰写这本书时，我已经帮助数百例患者在个人治疗中回溯到了前世；同时，在团体工作坊中，我也进行了多次回溯实践。

我的患者都有哪些群体呢？他们中有医生、律师、企业高管、治疗师、家庭主妇、蓝领工人、销售人员等。他们拥有不同的宗教、不同的社会阶层、不同的教育背景和价值观。然而，他们中的许多人都能够记起前世的细节，也有许多人能够记起他们的灵魂在肉身死亡后依旧存在。

在我接手的患者中，他们大多通过催眠实现了前世回溯；然而，也有一些患者通过冥想或在经历强烈的似曾相识的感觉时，不由自主地想起前世，还有一些患者通过鲜活的梦境或其他方式进行回溯。

很多患者通过回溯都能够摆脱长期困扰他们的症状，如特定恐惧症、惊恐发作、梦魇、莫名的恐惧、肥胖、反复经历破坏型亲密关系、身体疼痛和疾病等。

这并非安慰剂效应。一般来说，我的患者不是容易受骗或容易接受暗示的人。他们能够记起前世的名字、时代、地理位置、细节，在回想起前世后，像凯瑟琳一样，他们也痊愈了。

相比疗愈特定的身体和心理疾病，或许更重要的是，通过前世回溯，我们能够了解到，当肉体死亡时，我们并不会真正死去，而是永不消逝的。

这本书记录了我在完成《前世今生：生命轮回的启示》后，对前世回溯疗法潜力的研究。书中的案例全部是真实案例，只是对人物的姓名和身份信息进行了修改。

第二章

回溯前世的催眠法

催眠是我用来帮助患者回忆前世的主要方法。许多人都会好奇“什么是催眠”以及“催眠状态下会发生什么”，但实际上它并没有那么神秘。催眠是一种注意力高度集中的状态，许多人每天都会经历这种状态。

当你放松下来，集中注意力，对外界的噪声和其他刺激置若罔闻时，你就进入了轻度催眠状态。事实上，所有的催眠都是自我催眠，因为整个过程需要由你来控制，治疗师只负责引导。大部分人每天都有机会进入催眠状态——当你全神贯注地阅读一本好书或观看一部好电影时，当你开车熟练地驶过最后几条街，还没意识到在哪里转弯就已到家时，以及任何时候你不费脑筋便轻车熟路地做完某件事时。

无论是催眠还是冥想，我们的目标都是进入潜意识。在大脑中，潜意识位于显意识之下；隐藏于我们每天源源不断的想法、感受、接收到的外界刺激和侵扰之下。潜意识的功能运作层次比显意识更深，我们很难察觉它的运作过程。那些灵感、智慧、创造力闪现的瞬间，就是潜意识进入显意识的时刻。

潜意识不受我们所认为的逻辑、空间和时间的限制。它能记住任何时候的事情，为我们遇到的问题提供创造性的解决方法，并赋予我们超越今生的智慧。催眠可以帮助我们集中注意力，进入潜意识，利用潜意识中的智慧获得疗愈效果。通过催眠，我们的潜意识和显意识会发生变动，潜意识会发挥主导作用。催眠的技巧有很多种，不同的深浅程度都有相对应的方式。

在某种程度上，催眠是一个连续的过程，在这个过程中，我们或多或少地能觉察到自己的显意识和潜意识。我发现，如果人们对催眠有一定的了解，愿意讨论并想办法减轻对催眠的恐惧，那么很多人都能在治疗中被适度催眠。公众对催眠存在很多误解，这些误解大多源于影视剧中打造的不当情境。

当你被催眠后，你并没有睡着，你的显意识能察觉到你在催眠状态下经历的一切。尽管你正在接触潜意识，但你的大脑仍然能对这个过程有所感知和评价。在催眠状态下，你完全可以控制自己对外界说什么和不说什么。催眠不是“吐真剂”。它不会像时间机器那样，把你带回过去的时空，让你忘记现在和周遭的环境。在催眠中，有些人感觉好像在看电影；有些人的参与感更强，会产生情绪反应；还有些人的“感觉”多过“视觉”，他们会产生更多的听觉或嗅觉反应。催眠完成后，患者会记住催眠过程中所经历的一切。

听起来，要达到深度催眠似乎需要很多技巧。然而，实际上，我们每个人在日常生活中都能轻易做到，因为我们经常会经历半睡半醒的“假眠状态”。假眠状态是指人在刚睡醒时，仍能清晰地记得刚才的梦境，大脑还未回到处理日常事务的状态。与催眠一样，假眠状态也能激发创造力。此时我们的大脑会向内探索，从而接触到潜意识及其包含的灵感。许多人认为假眠状态是一种无拘无束的“天才”状态，因为在这个时候我们能触及潜意识中的各种资源，摆脱思想上的自我设限。

托马斯·爱迪生就非常清楚假眠状态的价值，为了让自己在发明创造时保持这种状态,他自创了一种方法。他会坐在椅子上，通过放松和冥想进入半睡半醒的状态，然后把手搭在椅子的扶手上，手掌朝下，手里握着几颗滚珠，同时在手掌下方放一个金属碗。如果睡着了，手掌便会张开，滚珠掉进金属碗里会发出声音，他便会惊醒。之后，他会不断重复这个过程。

假眠状态跟催眠状态非常相似，实际上，它等同于深度催眠。经验丰富的治疗师可以通过催眠法帮助患者进入深层潜意识，从而显著加快疗愈速度。如果我们能用从潜意识中获得的创造性方法来解决问题，那么对社会也会大有裨益，就像我们所有人都能从爱迪生发明的电灯泡中受益一样，这个过程可以改变世界。

催眠引导音频能够帮助患者集中注意力，并进入更深层的催眠和放松状态。催眠并没有危险。在我催眠过的人中，没有一个人被困在催眠状态中。只要你想，随时可以自行抽离。在催眠中，人们不会出现违反道德原则的举动，也不会不自觉地表现出像动物一样的行为。没有人能控制你，你才是控制整个过程的人。

在催眠过程中，人的大脑始终都有意识，能进行观察和评判。这就是为什么那些经历深度催眠、回溯童年或前世的人能够用现代语言回答治疗师的问题，而且能够知晓他们所看到的地理位置和年代（这些信息经常自然而然地在他们脑海中出现）。即使进入催眠状态，人的大脑也对现世的一切事物留有意识，因而人们能把童年和前世记忆纳入自己现有的知识框架中。如果你发现自己在修一座金字塔，时间点“1900 年”在你脑海中闪过，即便没有直接提示，你自然而然会知道那是“公元前 1900 年”，而不是公元后。

这也能解释以下这个案例：一例患者在催眠状态下知道自己处于中世纪的欧洲，是一位农民，正在参加战争。他能在前世中认出他今生认识的人，能用现代语言回答问题，能将当时所用的粗糙武器与他今生所知的武器进行比较，还能说出具体日期……

他现在的意识一直在对前世进行观察和评判，因此他能始终将前世的细节与今生进行对比。他是这部电影的观看者和评论者，同时也是电影中的演员。在这个过程中，他一直处于催眠状态，精神非常放松。

催眠可以通过让患者进入潜意识，发挥巨大的治疗潜力。打个比方，这就像是把患者送回长满神圣之树的魔法森林。如果说催眠把患者送回了治疗地点，回溯过程才是神圣之树，患者必须吃下它结出的果实才能痊愈。

前世回溯疗法是一种心理疗法，通过回溯患者过去的经历（无论多早），特别是那些可能对患者产生不良影响的记忆，找出心理疾病的根源。催眠可以帮助大脑克服回溯过去的障碍，尤其是那些阻碍患者主动回溯前世的障碍，从而使患者更容易触及这些记忆。

强迫性重复是弗洛伊德提出的心理学概念，用来描述人们经常会不自觉地重复过去发生的、通常是创伤性的情感经历。1938 年，英国著名精神分析学家欧内斯特·琼斯在《精神分析论文集》中将强迫性重复定义为“一种重复早期经历与情境的盲目冲动，无关利害关系，也无关快乐与否”。无论这种重复行为对个体造成多大的伤害和毁灭，人们都会强迫性地重复，无法用意志力控制。

弗洛伊德发现，通过从潜意识中找到初始创伤，将其宣泄出去（治疗师将这一过程称为精神发泄法），再帮助患者整合这个过程中的感受与收获，可以有效治疗心理疾病。在通过催眠进行回溯时，经验丰富的治疗师会先帮助患者进入催眠状态，然后采用一定的技巧，引导患者回忆起这些经历（这些经历通常发生在患者的童年时期）。这是精神分析理论的标准做法。

但在其他情况下，像我在治疗凯瑟琳时发现的那样，初始创伤最早出现在前世，远早于童年时期。我发现，大约 40% 的患者需要通过回溯前世，才能找到治疗当前临床症状的方法；对于剩下的大部分患者而言，回溯生命早期便会富有成效。

然而，对于这 40% 的患者而言，回溯前世是疗愈的关键。如果导致心理疾病的创伤性事件发生在数百甚至数千年前的前世，那么对于只关注于现世的传统心理治疗师，即使他们再优秀，也无法完全疗愈患者。然而，前世回溯疗法能唤起患者这些被长期压抑的记忆，因而其疗效通常立竿见影。

强迫性重复可能表现在性行为方面。我认识的一个年轻人患有暴露癖，他的暴露行为具有强迫性质。他喜欢在车里手淫并将生殖器暴露给异性看。显然，这种行为非常危险，很有可能会毁掉他。在激怒对方后，他已经多次被拘捕。然而，他却无法停止这种可怕的强迫性行为。

他的心理治疗师将根源追溯到他小时候与母亲有关的性活动。他的妈妈在给他洗澡时曾抚摸过他的身体，接着他勃起了，这让他觉得非常困惑、亢奋和不安。这些情绪非常强烈，导致他想重复体验这种感觉，而这或许就是他存在强迫性重复行为的原因。

尽管这位出色的治疗师成功地发现了患者的早期创伤，但治疗只取得了部分成效，患者的症状还是经常复发。他的行为不仅存在各种风险，还会让他饱受愧疚的折磨，可他还是会被一种强烈的冲动驱使，不断重复这种行为。

根据我给 300 多例患者进行前世回溯治疗的经验，上述病例之所以没能痊愈，很有可能是因为患者的初始创伤发生在前世。更有甚者，这种创伤可能已经重复了好几世，而他回溯起的童年记忆或许只是最近的一次。他已经形成了对这些创伤的强迫性重复行为。所有这些创伤性记忆，不光是最近的一次，都需要进行回溯，只有这样患者才能痊愈。

通过催眠，许多患者能回忆起各种各样的创伤，这些创伤以不同的方式，一世又一世地重复出现。例如，父亲对女儿的虐待在前世持续出现了好几个世纪，今生也同样存在；前世家暴妻子的男人，现在家暴孩子；有人好几辈子都毁于酗酒；有的怨偶之间牵涉四世相杀。

在找到我之前，有很多患者都接受过传统治疗，但疗效并不显著。他们必须通过前世回溯疗法回到前世，才能彻底根除症状，终结强迫性重复这些不良行为。

强迫性重复这一理念是有科学依据的。然而，在回溯过去时，如果患者在现世记忆中无法找到初始创伤，那么必须将回溯的范围拓宽到前世。我确信那个喜欢在车里手淫的年轻人需要回溯前世的记忆，从而找出那些创伤，并将这些创伤带入显意识。当病理原因未明时，症状难免反复发作，只有当发现创伤时，患者才能痊愈。

我发现，催眠与前世回溯疗法结合，可以挖掘出患者更深层的潜意识，其效果远胜于自由联想法这类精神分析方法。在自由联想法中，患者只需闭上眼睛，进入放松状态，但仍保持着目前的意识；催眠与前世回溯疗法则通过挖掘显意识无法触及的记忆区，促使大脑产生更深层次的联想。因此，许多患者能够迅速取得最佳治疗效果。

前世回溯疗法挖掘出的内容，在某些方面与卡尔·荣格理论中强大且普遍的“原型”有相似之处。然而，这些内容并不是像“原型”那样的意象，而是人类从古至今经历过的真实的记忆片段。前世回溯疗法兼有特异性与宣泄（弗洛伊德疗法中的精髓）并发掘深层次的意义（荣格理论的特征）。

然而，前世回溯疗法并不仅限于催眠法。在催眠开始之前，经验丰富的治疗师会花大量时间了解患者的过去，提出问题，得出答案，并非常具体详尽地帮助患者探索重要的领域。这可以将回溯的成功率从约 50% 提高到约 70%。在患者完成回溯、脱离催眠状态后，治疗师需要帮助他们将从中获得的信息、感受与洞见引入到现世的情景中。被唤起的前世记忆往往会给患者带来强烈的情感冲击，因此这个过程需要丰富的治疗技巧和经验。我不建议未经权威机构认证、未获得心理学硕博学位的治疗师实施前世回溯疗法。未学习过传统心理学的治疗师，很难在患者回忆过去时把握好节奏；他们不太可能掌握专业的技巧，因而也无法帮助患者整合前世的记忆。

然而，在大多数情况下，自己在家中独自进行前世回溯是有益且令人放松的。潜意识是明智的，它不会释放出人们难以接受的记忆，实施者产生焦虑或内疚等不良症状的风险很小。如必要，实施者可以寻求经验丰富的治疗师的帮助。在独自进行前世回溯时，实施者即使出现轻微的不适反应，也能立即停止，因为潜意识会对实施者提供保护。但是，不专业的治疗师可能会无视对患者潜意识的保护，在患者没有心理准备的情况下继续这个过程。

作为一名工作忙碌的精神科医生，我的首要任务是疗愈患者，而不是帮他们验证前世发生的事情，虽然后者也非常重要。

我将患者前世回溯的模式分为两种。第一种为“经典模式”，在这种模式下，患者进入前世后，能回忆起关于这一世非常详尽的细节。就像经典的小说叙事一样，一个人的一生随着时间缓缓推进，从出生、童年直到死亡。最终，患者可能会毫无痛苦、平静从容地体验死亡场景，并回顾这一世。通过自己的高维智慧，甚至还有宗教神灵、指导灵的帮助，患者会理解这一世需要学习的课题。

凯瑟琳的许多前世都是以经典模式回忆的，我摘录了其中一段，这一段描述的是凯瑟琳回忆起的生于埃及的前世记忆。她的回忆从一场洪水导致的瘟疫开始，这场瘟疫要了她父亲和兄弟的命。当时她只有 16 岁，正与祭司准备安葬死者。

"人们都在洞穴里，尸体也被安置在其中，但尸体必须先由牧师处理，进行包裹和涂抹，然后才被放在洞穴里。土地正在被洪水淹没……他们说这个水不干净，不能喝。"

"有什么办法治疗瘟疫吗？有什么办法管用？"

"我们有草药，各种草药。气味……草药的气味。我能闻到！"

"你能辨识出那气味是什么东西吗？"

"它是白色的，人们把它挂在洞穴的顶上。"

"它像大蒜吗？"

"它挂得到处都是……跟大蒜很像……你可以把它放在嘴里、耳朵里、鼻子里，哪里都行。它的气味很重，人们认为它能阻止恶灵进入身体。紫色的……水果，或者是什么圆形的东西，上面有紫色的壳，紫色的皮……"

“紫色的东西是某种水果吗？”

“单宁。”

“它对你们有效果吗？能治病吗？”

“在当时是可以的。”

“单宁，”我再次重复，想看看她指的是现在的单宁还是单宁酸……“你这一世所埋藏的课题是什么？你为什么一直停在这一世？是什么让你感觉如此难受？”

“宗教，”凯瑟琳很快低声回答，“当时的宗教。那是可怕的宗教……恐惧，有太多的事情让人害怕，还有那么多神。”

“你还记得那些神的名字吗？”

“我看到了眼睛。我看到了一只黑色的……它看起来像某种豺狼。它是尊雕像，是某种守护神……我还看到一个女神，戴着头饰。”

“你知道这个女神的名字吗？”

“奥西里斯（Osiris）……西里斯（Sirus）……诸如此类的名字。我看到一只眼睛……眼睛，只有一只眼睛，在链子上，它是金色的。”

“一只眼睛？”

“是的……哈托尔（Hathor）！就是她！”

我从未听说过哈托尔，但我知道奥西里斯，如果她发音准确的话，奥西里斯是埃及主神伊西斯（Isis）的兄弟兼丈夫，我之后才了解到，哈托尔是古埃及神话中掌管爱与欢乐的女神。“它是其中一位神灵吗？”我问。

“哈托尔！哈托尔！”之后，她停顿了很长时间，“鸟……它是扁平的……扁平的，凤凰。”她又停下了。

“现在，来到你生命中的最后一天，来到你死去的那天，告诉我你看到了什么。”

她用非常轻柔的声音回答：“我看到了人和建筑，看到了凉鞋，还有一块粗布，某种粗布。”

“之后发生了什么？现在，来到你死亡的时刻？你是怎么死的？你可以看到的。”

“我看不见了……我看不到自己了。”

“你在哪里？你看到了什么？”

“什么都没有……只有黑暗。我看到了光，温暖的光。”此刻她已然死亡，进入了灵魂状态。显然，她不需要再次回溯死亡经历。

“你能走进光中吗？”我问道。

“我正在走进。”她沉浸在一片平静中，继续等待着。

“你现在能回顾一下那一世的课题吗？你现在知道了吗？”

“不知道。”她轻声说，她继续等待着。突然，她有了反应，尽管她眼睛一直闭着，声音却更大了，“我感觉……有人在和我说话！”

“他们说了什么？”

“在说耐心，一个人必须有耐心……”

“好，你继续说。”

“这段答案来自‘大师’，他的言辞如诗般流畅，‘耐心和时机……万物皆有时。人生不可急于求成，它不会遵从我们预先设定的时间表进行。无论何时，我们都要接受生活中发生的一切，而不是不断索取。人生是无穷无尽的，我们永不消逝，也从未真正诞生过，我们只是在经历着不同的阶段，而这个过程没有尽头。人类需要经历很多阶段，重要的不是时间，而是我们所学习的课题’。”

在她的回溯中，下葬的细节、用于治病的草药、神的雕像，这些都是经典模式中的典型元素。这次回溯所涵盖的时间跨度也是如此（从 16 岁直到去世）。虽然凯瑟琳没有回忆当时的死亡经历（她在前一次回溯中想起过），但她确实在死亡后，得到了来自“另一个世界”的精神启迪。

我将回溯前世的第二种模式称为“关键事件模式”。在这种模式下，潜意识会将一生中最重要以及最相关的事件组合在一起，这些关键事件最能揭露隐藏的创伤，迅速达到最佳治疗效果。

在这种模式下，患者有时可以进入超脱前世的状态，对前世进行回顾，但有时则不能。前世的课题和创伤有时并不容易被发现，在回溯结束或治疗师专门询问时，它们才会变得清晰，而在其他时候，随着关键事件被唤起，它们会立刻显现。

在回溯时，一些患者会发现这些关键事件是碎片化的，他们既可以更详细地回忆这些事件，也可以切换到经典模式，这由患者的潜意识来决定。潜意识会为患者安排最佳的回溯顺序，从而产生最佳治疗效果。通常，在这种模式下，创伤和死亡体验会一个接一个地出现，这个过程可能非常具有戏剧性，也可能非常温和平静。这些记忆按照自己的方式不断涌出，能为患者带来深度疗愈。下面是几个关键事件模式的例子，它们都来自凯瑟琳的第一次前世回溯。

“我看到很多树和石子路，以及做饭的火堆。我的头发是金色的，我穿着凉鞋和一件棕色的粗布长裙。我今年 25 岁，有一个女儿叫克莉丝特拉……她就是瑞秋（瑞秋是她今生的侄女，和她关系非常亲密）。天气很热，洪水将树连根拔起，我们无处可逃。水很冷，我想救我的孩子，但我甚至没办法……紧紧抓住她。我溺水了，被呛着了，我没法呼吸了，也咽不下海水。我的孩子从我怀里被冲走了……我看见了云……我的孩子正和我在一起，还有村里的其他人，我还看到了我的哥哥。”

她平静了下来，这一世的回溯已经结束了，可她的意识还没有回来……

“继续，”我说道，“你还记得别的事吗？”

“我穿了一件黑色蕾丝连衣裙，头上也系着黑色蕾丝，我有一头深灰色的头发。现在是 1756 年，我是西班牙人，名叫路易莎，今年 56 岁。我在跳舞，其他人也在跳舞（长时间的停顿）。我生病了，发烧，出冷汗……很多人都生病了，人们正在死去……医生不知道这病是饮用水所致。”我适时让她回忆之后的事。“这场饮用水传播的瘟疫过后，我好起来了，但我的头依然很疼，我的眼睛和头一直在疼，很多人都死了。”

显然，在这次关键事件模式的回溯中，凯瑟琳的累世创伤源于自然灾难带给她的不幸。关键事件模式看似会给患者带来强烈的情感体验，但根据我的经验，在患者回溯创伤或死亡场景时，无论采取哪种模式，产生不良反应的风险都很小。无论是在经验丰富的治疗师指导下，还是独自在家进行回溯，大多数人都能毫不费力地处理并整合这些记忆，回溯完成后，他们会感觉比过去好很多。如果有必要，治疗师随时可以引导患者，让他们的灵识漂浮在死亡场景上方，在没有情感体验的情况下观察这一切，潜意识也随时能将他们带离前世的场景。在回溯中，实施者可以主动避开死亡经历，选择权在他们自己手中，但当他们有了经验之后，便不再感到害怕。

关键事件模式是一种非常实用、非常成功的治疗方法，在这种模式下，关键事件一个接着一个，或许在不到一个小时内，患者就可以弄清楚前世与今生之间的关联性事件，而不需要耗费好几个小时。然而，与经典模式相比，关键事件模式带给患者的真实感往往不够强烈，因为它关注的是患者症结所在，而不是每个场景中的细节。

我无法预测患者会采用哪种模式，但这两种模式同样有效。

* * *

最后，并不是所有人都需要通过催眠回溯前世，也不是所有人身上都有影响今生的前世创伤。通常，患者需要的是活在当下，而不是专注过去。然而，我还是向我的大多数患者传授了自我催眠和冥想的技巧，因为这些技巧对他们当下的生活同样重要。无论患者是想治疗失眠问题、降低高血压、减肥、戒烟、增强免疫系统以对抗感染性和慢性疾病、减轻压力，还是想获得内在的轻松与安宁，他们都能通过这些技巧受益终生。

尽管前世回溯疗法有很大的益处，但有些患者会拒绝催眠，原因往往令人咋舌。

我在耶鲁医学院精神科当住院医生时，有位商人因为害怕坐飞机而转诊到了我这里。

当时，我是耶鲁大学为数不多使用催眠法治疗单症状恐惧症的治疗师，单症状恐惧症指的是害怕某一特定的事物，例如怕坐飞机、怕在高速公路上开车或者怕蛇。因工作原因，这位商人需要大量出差，目前他只能乘坐地面交通工具，显然他需要克服对坐飞机的恐惧。

我向他仔细阐述了催眠过程，让他相信自己可以被治好，不会再被恐惧折磨。我向他保证，这种疗法不仅对他的事业发展有很大的帮助，而且还能让他去异国他乡度假，这能改变他的整个生活方式，提升他的生活质量。

他皱着眉头，忧心忡忡地看着我。时间一分一秒地过去了，为什么他没动心？

“不用了，谢谢你，”他最后说，“我不想接受治疗！”

这让我措手不及，我成功疗愈过很多类似症状的患者，没有人拒绝过我的帮助。

“为什么？”我问道，“你不想被疗愈吗？”

“医生，因为我相信你能治好我。你把我治好后，我就不害怕坐飞机了。然后，我会去坐飞机，飞机起飞，然后坠毁，我就死定了。不用了，谢谢！”

我无话可说。他满怀恐惧地离开了我的办公室。毋庸置疑，他不会坠机而死了。

这件事让我对人的内心有了更多了解，尤其是关于抵触和抗拒的。

通过催眠，许多患者能回忆起各种各样的创伤，这些创伤以不同的方式，一世又一世地重复出现。

第三章

解开前世之谜

经常有新的患者或工作坊成员向我倾诉:“魏斯博士，我对前世回溯很感兴趣，但我很难接受转世的概念。”

如果你也这么想，那你并不孤单。在回溯之前许多人都需要解决这个问题，这是患者治疗前的准备工作，也是我工作坊和讲座中的常见问题。在碰到凯瑟琳的病例之前，我也非常怀疑转世的概念和前世回溯疗法的治疗潜力。即便在那之后，我也花了好几年的时间才下定决心，将我的新观念和相关经历公之于众。

尽管凯瑟琳的病例彻底改变了我对生命、对治疗的本质的看法，但我很犹豫是否要让其他人知道这些意义非凡的经历。我担心同事和朋友会认为我是个“疯子”或“怪胎”。

另一方面，当我用前世回溯疗法治好更多患者后，我进一步证实了它的疗效。我知道自己必须放下顾虑,把这个问题弄清楚。

因此，我去了医学图书馆，看看是否有类似的研究。作为一个惯用左脑而且逻辑思维发达的临床医生，我喜欢去查证，并且希望自己能够查到相关研究。如果我偶然碰到了患者回忆起前世的情况，那么别的精神科医生在使用催眠法时，一定也碰到过这种情况，也许会有人敢于讲出他们的故事。

结果却令我很失望。我发现相关研究报告虽然非常优秀，却寥寥无几。我发现了伊恩·史蒂文森的案例研究：有的儿童能记得前世的细节，其中许多细节在后来的调查研究中得到了证实。这项研究非常重要，因为它为转世的概念提供了可靠的证据。但除此之外，我几乎没有其他发现，当然也没有查到前世回溯疗法的治疗价值。

离开图书馆时，我比来时更加沮丧。这怎么可能呢？我的个人经验足以让我提出以下观点：前世回溯疗法能够成为心理和躯体症状的有效治疗方法。

为什么没有其他人说出相关的经历？为什么没有专业文献记录在临床催眠治疗中发生的前世回溯？不太可能只有我一个人遇到过这种情况，其他治疗师肯定也遇到过。

在自我反思时，我发现，我真正希望的是有人已经替我做完了接下来要做的事情。此刻，我只能揣测，其他心理治疗师是否会像我一样犹豫要不要站出来。在完成对文献的检索后，我陷入进退维谷的境地，一方面是亲身经历带来的冲击，另一方面是种种顾虑。我担心我对前世的看法，以及我与“大师”的接触，对我本人和我的职业都会有不好的影响。

我决定在另一门学科中寻找答案。我曾在哥伦比亚大学修过宗教课，了解到东方的主要宗教——印度教和佛教，如何将转世作为核心理念，又如何普遍接受前世的存在。

在研究基督教历史时，我发现《圣经·新约》中对转世内容的早期记载，在四世纪时被君士坦丁大帝删除了。罗马帝国当时的官方宗教是基督教。显然，罗马皇帝认为转世的概念对帝国的稳定构成了威胁。与那些相信只有一个审判日的人相比，那些相信自己能够再活一次的公民可能不那么顺从、不那么安分守己。

我开始理解我为什么找不到相关研究。我也担心自己会因为公开自己的信仰而遭到惩罚。然而，我知道人们有权获得完善自我和治疗疾病的方法，我从自己的临床经验中发现，前世回溯可以疗愈和改变人们的生活；我也知道，无论是对社会还是对家庭来说，他们都会因此成为更好和更有用的人，并更愿意奉献。

但即使在《前世今生：生命轮回的启示》出版后，我依然会觉得自己会遭到抵制，我担心别的医生嘲笑我，担心我的声誉被玷污，甚至担心这会影响到我的家人。然而，我有些杞人忧天了。我知道个别同事会抱怨说“布莱恩真可怜，他误入了歧途”，但我并没有失去同事和朋友，反而得到了更多；我也开始收到来自全国各地同行的信件，这些信件都非常棒，他们有着和我一样的经历，但不敢公开。

这对我来说是一个深刻的教训，我冒着风险将我的经历记录下来，展示给公众和学界，作为回报，我得到了知识、证实和接纳。此外，我还了解到，对知识的理解不仅来源于图书馆文献，它也来源于个人经验，直觉亦能造就智者。这两种知识来源并不冲突，反而能相互完善，对我来说便是如此。

我讲这个故事，是因为你的顾虑——你在个人经验和学科知识之间的左右为难，本质上可能与我类似。许多人都有与我们相似的经历和想法，也许远比你想象的还多；许多人都因为与我们相似的原因而不愿意说出这些经历，有些人可能只会私下交谈。但重要的是，我们要保持开放的心态，相信自己的经历，不要让他人的教条和理念影响自己的个人经验和对现实的感知。

人们对前世的另一种顾虑是：如果自己对灵异现象深信不疑，会不会显得很“奇怪”？这种顾虑更容易打消。灵异现象是普遍的，你可以悄悄调查一些朋友和家人，看看他们有没有过任何形式的预知梦或其他灵异经历，结果可能会让你大吃一惊。

当然，我也曾这么做过。《前世今生：生命轮回的启示》出版两个月后，我参加了一个读书俱乐部的非正式论坛。这个俱乐部由住在迈阿密海滩的 10 位女士组成，已经成立了 12 年，她们会讨论各式各样的书籍，以流行文学为主，对玄学的兴趣不大。然而，我是本地作家，又愿意参加她们的论坛，于是她们在俱乐部成立 12 年来第一次选择阅读玄学类书籍。我参加论坛的那天晚上，10 位成员都到齐了，她们大部分人都是典型的中产阶级和主流群体。

在讨论开始时，我调查了每位成员在阅读《前世今生：生命轮回的启示》前，对是否存在转世和来世的看法。3 人（30%）相信转世的说法，包括这 3 人在内的 6 人（60%）相信有来世，4 人（40%）相信肉体死亡即是生命的终结。这些数据与盖洛普民意调查的全国平均值非常接近。

当我问她们是否亲身经历过灵异事件时，答案的范围和程度都让我大吃一惊。要知道，调查对象并非来自刻意挑选的玄学群体，她们对第六感、灵异事件、转世并没有持久的兴趣，她们只是热爱阅读并且喜欢讨论各类书籍的读书俱乐部的成员。

有位成员的母亲曾梦见过她的祖母，祖母上了年纪，身体还算硬朗。在梦中，祖母容光焕发，笼罩在白金色的光芒中，对她说："我很好，别担心我，我现在必须得离开你了，你要好好照顾自己。"第二天，这位母亲得知她的祖母就于当晚在另一座城市中去世了。

有位成员梦见过一位年长的亲戚，一个她很久都没想过、也没见过的人。在梦中，她亲戚的胸口正在出血，当时她还不知道，这位亲戚在前一天做了心脏手术。

有位成员曾多次做过关于她儿子的一个梦。当时她儿子很健康，但在她的梦中，他似乎受了重伤，她看到自己在他的病房里，有一个强烈而神秘的声音在房间中回荡："他马上就会回到你身边。"她很困惑，因为她知道梦中的那个男孩是她的儿子，头发比她儿子的头发黑得多。那一个月来她反复做这个梦。

月底，她儿子骑自行车时被汽车撞伤，伤势严重。在医院里，她告诉焦灼的医生，她的儿子会好起来。她对此坚信不疑，因为那个声音告诉过她。他儿子果真慢慢恢复了健康，只是头上裹着绷带。当绷带被取下时，他刚长出的头发变成了黑色。从此之后，她再也没有做过那个梦。

有位成员向其他人讲述了她 2 岁儿子的故事，她儿子对自己从未接触过的事物，似乎有着百科全书式的了解。"他以前一定来过这里。"她告诉众人。

有位成员说，她的一个牙医朋友似乎有避免交通事故的特异功能。一天晚上，他们一行几人刚走出餐馆，准备过马路。"退到路边去。"他突然喊道，并在所有人面前举起双臂，把人群向后赶，他不知道自己为什么要这么做。几秒钟后，一辆汽车从拐角处莽撞地冲出，离人群只有几英尺[①]。

① 1 英尺 =0.3048 米。

又过了几周，有一次他的妻子开车回家，他在副驾上半睡半醒，没有看窗外，只断断续续地打瞌睡。当他的妻子在红绿灯处停下时，牙医嘟哝道："灯变了先不要走，有人要闯红灯。"他仍然半睡半醒，没有向窗外看。她听从了他的警告。绿灯亮了几秒钟后，她们要走的那个方向迎面有一辆汽车飞速驶过十字路口。他们被吓得不轻，但好在性命无虞。

有位成员在打扫房子时，突然被一个清晰而逼真的想法吓了一跳——她的一位老朋友刚刚自杀了。她好几个月都没想过这位朋友，对这位朋友的情绪问题和自残倾向也一无所知，但这个想法却如此清晰，如此逼真，而且不掺杂任何个人感情，真是非常像是事实，而不是没有意义的琐碎念头。她后来才知道这是真的，就在那一天，她的朋友自杀了。

她们源源不断地分享着这些异乎寻常的直觉体验，还有几个读书俱乐部的成员做过预知梦，有一个人在接电话之前就知道是谁打来的电话，大多数人都对某件事物有过似曾相识的感觉、都有直觉能力，还有人能跟她们的丈夫同时想到甚至同时说出一件事。

但更令人震惊的是，在这个俱乐部成立的12年里，她们从未向同伴说起过其中大部分事情，她们害怕自己被当成怪胎甚至疯子。然而，这些都是经历正常灵异现象的普通人。有这些经历的人并不是怪胎或疯子——我们都有，我们只是没有告诉别人，甚至没有告诉家人和最好的朋友。

从某种意义上说，前世回溯是一种常见而珍贵的直觉体验。在轻度催眠状态下，保持放松和专注的大脑更能挖掘潜意识区，从而得到直觉的指引和智慧；而正常状态下，“清醒”的大脑只能收到随机产生的预感。如果你曾有过直觉体验，有过正确的预感，你就会知道这种体验是多么宝贵、多么有力。

前世回溯通常是相似的，就好像用一种不需要解释、不需要证明的方式，进行回忆、指引和疗愈。它就那么自然而然地发生。如果前世回溯让你感觉更好，无论是你的身体症状、情绪问题得到了缓解，还是你对自己的生命及其方向感到更加自信和平静——这是前世回溯疗法常见的疗效——你不需要质疑它在逻辑上是否说得通，你只需要知道它能带给你力量，让你提高生活质量，让你以一种非常真实可靠的方式了解自己和他人。

预知梦是一个特别常见的例子，证明我们都有直觉方面的能力，而且能继续培养这种能力。在佛罗里达州推出六位数彩票后不久，一个不同寻常的预知梦让一名新泽西州的男人赢得了1050万美元奖金。在佛罗里达新闻的采访中，中奖者说，他的女儿离世快一个月后，出现在了他的梦里，让他去买一张彩票。

“我女儿说：‘你为什么不试试我选的数字？我想让你开心一点。’”

这位父亲是位61岁的房地产经纪人，为了从23岁女儿的猝然离世中恢复过来，这家人搬到了佛罗里达州。女儿从新泽西州 200 英尺高的悬崖上坠崖身亡，几个星期后，他梦见了女儿。从这个逼真的梦中醒来后，这位父亲想起他曾在女儿的车里发现了一张新泽西州的彩票。他觉得这件事很诡异，但还是给家里打了电话，让家人买这张彩票上的号码：2、6、11、14、31、34。在每周开奖日的早上，他们一家人——父亲、母亲、两个女儿和一个儿子，用这些数字买了一张佛罗里达州的彩票，中奖的概率是一千四百万分之一，这家人赢了。

“我有一种奇特的感觉，”父亲说，“我感到吃惊，但又不觉得吃惊，这很难解释。”

月底，佛罗里达州霍姆斯特德的一名男子在彩票中选了数字 1、2、3、13、28 和 48，赢得了 1120 万美元。他是一名车身修理工，58 岁，之前从未买过彩票，甚至在祖籍古巴也没有买过。但在周六抽奖日之前的那个周二晚上，他在逼真的梦境中见到了死去的母亲，她让他买一张彩票。第二天，他在附近的一家超市买了 10 张彩票，其中一张中了大奖。

预知梦不仅频繁发生，而且非常真实。这个结论不仅来源于我近期对灵异现象的研究，而且来源于我 20 多年来对睡眠和梦境的研究。

雷蒙德·穆迪博士、伊丽莎白·库布勒·罗斯、肯尼斯·瑞恩博士、麦尔文·莫尔斯博士等许多著名专家经过研究，证实了濒死体验（NDE），也奠定了一种基于直觉和个人经验的世界观。按照这种世界观，前世回溯无论是从理性还是直觉层面，都是合乎逻辑的。这些研究聚焦于另一种常见但讳莫如深的人类体验，它们经常被拿来与前世回溯的研究进行类比。

雪莉是一名 65 岁的女性，是一场飞机失事中为数不多的幸存者。在这次事故中，有 170 多名乘客遇难。雪莉受了重伤，身上多处骨折，内脏器官受损。她是在沼泽潭中被发现的，当时她仍被安全带固定在座位上，座椅从破碎的机身上掉了下来。

雪莉在外伤中心住院，发烧超过 41℃，这个温度可能会致死。她先是抽搐，接着陷入昏迷状态，随后出现了心肺骤停。孤注一掷的抢救似乎没起作用，但医疗队并未放弃。

在抢救过程中，雪莉出现了濒死体验。她的灵魂从身体上浮了起来，遇到了一群白鸽，它们把她引向远方一道美丽的光，她感觉好极了。走到一半，她转过身来，看到医生和护士正在拼命地抢救她，她能清楚地看到自己身上的哪些骨头断裂了，就像在看 X 光片一样。

她重新转向那道令人神往的光，心想：“哦，我希望这些鸟儿能够说话。”

这时，她听到一个声音从光里传来，那声音温柔而平静，告诉她现在还不是时候。

雪莉反对："但我的身体快碎掉了，我不想再忍受这种痛苦了。"

这个声音回应道："你回去后要向世人传达一个信息，'平和即为爱，爱即为智慧'。"

这个声音进一步告诉雪莉，她要通过传达这一信息来帮助他人。

雪莉回到了自己的身体中，医生们都很惊讶，自她最后一次自主呼吸以来，她的心跳已经停止了 15 分钟。她后来给每个人发了这则信息，她家人也在她房间里贴上了"平和、爱、智慧"的海报。

当医生们告诉她，她下半身可能会永久瘫痪时，雪莉又一次听到了这个声音。

"不，我不会这样！"她抗议，"你们等半小时后再回来，我会证明给你们看。"

医生们离开后，雪莉闭上了眼睛，想象着自己在濒死体验中看到的情景，然后那个声音又响了起来："你从内而外都会被疗愈。"

当医生在约定的时间回来后，雪莉告诉他们，她从内而外都会痊愈。她让医生看她的脚。她再一次闭上眼睛，把注意力集中在那道光上。医生当时非常怀疑她的说法，当发现她能移动脚掌后，完全惊呆了。从那以后，她开始逐步恢复健康。

* * *

根据盖洛普的一项调查，超过 800 万美国人有过濒死体验，其中包括很多小孩。人们对濒死体验的描述非常一致，并且有非常完整的记录。通常，濒临死亡的人会脱离自己的身体，从身体上方的某个位置“观察”抢救和心肺复苏。很快，他们就会看到远处的一道亮光，或一个发光的灵体，或一位已故的亲人。他们往往能听到声音或音乐，并沿着隧道飘向它们。他们不会感到疼痛，相反，漂浮的灵识能感受到一种强烈的宁静和喜悦。大多数人都不想再回到自己的身体，但如果他们这一世的任务、职责或者业债还没有完成，他们就会重新回到自己的体内，疼痛和身体的其他感觉也会随之回来。然而，通过这个过程，大多数人都能意识到，生命不会随着肉体的死亡而终结，他们再也不惧怕死亡了。

著名作家雷蒙德·穆迪博士，《死后的世界：生命不息》的作者，对经历过濒死体验的人做过 2000 多次采访。他告诉我，根据他的采访，濒死体验者常常漂浮在身体上方，许多人在医护人员说话之前就知道他们会说什么。当他们想要轻拍医护人员的肩膀时，他们的手没有实体，“手”会直接穿过医护人员的身体，而没办法跟他们产生身体接触。

“然后他们会产生一种超现实的感觉，”穆迪博士继续道，“当他们发现那道灿烂的光时，他们会感到完全被爱所渗透，这道光丝毫不会伤害他们的眼睛。”

濒死体验者通常会对自己的一生进行回顾。他们一生中发生的事件会像一幅全景画一般，立即展现在他们面前，这些事件跨越时间，明亮而鲜活。此外，他们也能感受到自己帮助过、伤害过、爱过、恨过的人的感情。在这个过程中，经常会有一个或多个高维灵体陪伴在他们身边。

穆迪博士的研究对象里有一位牧师，他在布道时倾向于宣讲地狱里的磨难。这位牧师在濒死体验中回顾人生时，发现自己正在做一场尖刻的布道，他附在一个 9 岁男孩的身上，这个小男孩在长椅上吓得发抖。在这次濒死体验之前，牧师与这个男孩的关系并不亲密，但现在他感受到了男孩的全部恐惧，以及他的布道会对整个教众产生明确的负面影响。

就在这时，跟他一起回顾人生的高维灵体平静地说：“我想你以后再也不会这样做了。”

牧师对穆迪博士说：“我很惊讶神灵对我的宣讲不感兴趣！”

《跨越生死之门》的作者麦尔文·莫尔斯自 1983 年以来一直在详细记录儿童的濒死体验，他共发表了 50 多个病例研究。这些儿童的濒死体验非常相似，他们也说自己离开了身体，进入了一个虚空之境，受到一道明亮而吸引人的光的感召。濒死体验对儿童的影响与对成年人的影响一样深刻、一样意义非凡，让他们明白了生命是有意义的，而且能够“敬畏生命，明白整个宇宙中存在错综复杂的联系”。在最初的采访过去八年后，莫尔斯博士对这些儿童进行了随访，发现有过濒死体验的孩子非常早熟，并能与家人建立良好的关系，他们没有叛逆，也没有行为异常或性方面的异常。

肯尼斯·瑞恩博士是国际濒死研究协会的创始人兼前主席，康涅狄格大学心理学教授，著有优秀作品《濒死的生命》和《朝向奥米茄》。最近他与莫尔斯博士、穆迪博士和我在洛杉矶的一次医学会议上做了演讲，会议的主题是濒死体验和死后体验。在会议上，莫尔斯博士提到，他研究的几个孩子在经历濒死体验时，在手术过程中无意听到了医生和护士之间的对话，尽管当时他们正在全身麻醉的状态下昏睡。

他还讲述了一个故事，一个男孩在九个月大时曾有过濒死体验，当他三岁半时，这个孩子参加了一场宗教庆典，他看到有人在绘制耶稣的画像。

“那不是真的耶稣，”男孩反对道，“我死的时候看到了耶稣！”男孩详细描述了他是如何看到一个隧道的，它能通往另一端的“光明世界”，在那里他可以“与上帝一起奔跑和跳跃”。

“这是他视角下的天堂。”莫尔斯博士补充。莫尔斯博士还提到三四个孩子，他们在经历濒死体验时，“在天堂遇到了等待投胎的灵魂”。“这让他们很困惑，”莫尔斯博士说，“因为这似乎跟他们了解的宗教知识不同，但他们确实遇到了那些灵魂。”

穆迪博士告诉我，《急危重症杂志》中引用了一个案例，一个不到一岁的孩子差点丧命，但在最后一刻被抢救了回来，之后，每当她靠近隧道时，都会表现出分离焦虑的迹象。当她大概三岁半时，她的祖母病入膏肓，人们把祖母即将去世的消息小心翼翼地告诉了这个小女孩。

“哦，祖母会像我一样穿过隧道去见上帝吗？”她天真地问道。

根据瑞恩博士的经验，并不是有宗教倾向和宗教背景的人更容易经历濒死体验，任何人都可能有这种经历，无论他们的信仰是什么。他同样认为，经历过濒死体验的人不再惧怕死亡，“但那些濒临死亡却没经历濒死体验的人不会出现这种情况……几乎每个濒死体验者都对神灵产生了信仰，甚至那些从前的无神论者也是如此；他们会更关心生命、自然和环境；他们会对自己和他人少些批判、多些同情；他们更有爱……爱才是最重要的……他们更有使命感；他们更注重心灵。”

瑞恩博士还认为，急救复苏技术的快速发展，把越来越多的人从死亡边缘拉回，濒死体验的案例将会继续增加，将会产生更为重要的新数据。

患者在描述前世死亡场景时，用了与濒死体验者相同的画面、解释和隐喻，相似之处令人震惊。这些描述来自接受催眠疗法的患者，他们大多对濒死体验没有了解。

无论是濒死体验还是前世回溯，人们经历过后，人生观和价值观的改变通常都有相似之处。这也能为我们带来启发：你不必通过车祸或心脏停搏，不必通过濒死体验，就能获得二者共有的益处，例如获得更高维的认知，增长灵性，减少物质层面的担忧，发展爱与平和的天性等。

经历过二者之一的人，都不会再像往常一样惧怕死亡，都会传递出一种正确的新理念 —— 爱才是真正重要的东西。

除了担心受到他人的惩罚或评判，那些对前世回忆感兴趣的人面临第三个担忧，即它的真实性。有前世存在的客观“证据”吗？有没有调查能证明前世记忆细节的真实性？有些曾经有过前世回忆的人也会经常思考这些问题：这些细节都是真实的吗？会不会是自己的想象？

伊恩·史蒂文森致力于收集并记录了 2000 多例展现转世经历的儿童案例，这些案例中的许多儿童展现出异语能力，即能够讲述从未学过的外语或古语。这些孩子在年纪尚幼时，就能够详细地描述千里之外甚至十年或更早之前发生的事情。这些孩子中有一半来自西方世界，而非传统的印度、中国或亚洲其他地区，这些地区通常与转世信仰更为紧密相关。史蒂文森博士的研究团队对每一个案例的细节都进行了细致入微的评估。

虽然我的专长领域是成人精神病学，但我偶尔也会接触到一些小孩的父母，他们带着疑似拥有前世记忆的孩子来寻求我的帮助。因此，我有幸接触到这些明显展现出前世记忆的孩子。

一对父母找到我，希望和我聊聊他们儿子会说法语的事。这个孩子在 2 岁半到 3 岁的时候，突然能够说出法语短语和句子。父母猜测，这可能是因为他们一方的家族中有法国血统的遗传因素，导致小男孩表现出某种记忆。然而，经过详细了解，这对父母并不会说法语，孩子周围也没有任何会说法语的人，无论是亲戚、看护者、邻居还是朋友。

在深入询问他们的问题后，我告诉这个小男孩的父母，他展现出的异语能力更有可能源自前世记忆，而非遗传因素。这个小男孩的案例让我想起了史蒂文森博士在他的研究中遇到的那些儿童。当然，也不能完全排除他无意中触及了集体潜意识或知识流，其中蕴含着历史、语言、原型象征和所有过去发生的事情。但总体而言，我认为这个小男孩更有可能是在前世学过法语。

一位母亲找到我，她是一名律师，此刻正为 4 岁女儿的“古怪”行为心急如焚，她甚至考虑将孩子送去精神病院。这孩子的“古怪”行为始于母亲购买的一些古董硬币，女儿很聪明、当时表现也很正常，当她们分拣硬币玩耍时，女儿发现了一枚形状奇特的多边形硬币。

女儿立刻拿起这枚硬币说："妈妈，我知道这个。你还记得吗？当我是大人、你是小男孩的时候，我们有很多这样的硬币？"

这位母亲的女儿开始拿着那枚硬币睡觉，并经常谈论那个时期的事情，家中认识的心理学家担心这个小女孩可能患有精神病。当我深入了解事件的细节后，我自信地告诉这家人，小女孩并没有精神病，她只是在回忆与母亲共度的前世。在家人的安抚和理解下，小女孩很快恢复了"正常"，她的母亲也不再焦虑不安。

这些还不是我和其他研究者所记录的全部病例。像这些小孩一样，能够自发回忆起前世事件、细节、语言或其他信息的孩子，是前世真实存在的有力证据。这些孩子由于年龄尚小，还没到学习他们展现出的那些能力的阶段，他们也不会故意矫饰或扭曲事实，这让他们的证据更加可信。

我曾遇到过一个 3 岁的男孩，他能够准确辨认出二战时期的老式飞机，并能描述他作为大人驾驶这些飞机的情景，他甚至还能说出一些飞机的具体规格，这究竟是怎么一回事呢？我也听说过一个女孩知道如何组装步枪，还有一个女孩能够详细地描述她作为大人时遭遇大雪橇翻倒的情景。诸如此类的例子还有很多，文献中已经记录了数千个。只要向一个 3 岁的孩子询问他们是否记得自己作为大人时的经历，你可能会对他们给出的回答感到惊讶。

作为一名受过训练的精神科医生，我习惯于将患者描述的前世记忆内容与传统精神分析中的梦境内容进行比较，包括它们对事实的扭曲和隐喻。通过这种方式，我能够区分出前世记忆中的幻想、隐喻与真实记忆片段，我还会将前世回忆与传统的弗洛伊德式童年记忆进行比较。

在具体的案例中，我发现真实经历、隐喻和对事实的歪曲，会与前世回忆的内容流动交织在一起，与梦境非常相似。在前世回溯疗法中，通常我的工作就是深入探索、辨别、解读这些元素，以及寻找记忆中的重复模式，这与传统精神分析疗法中对童年记忆的处理方法相似。

不同的是，我在实践中发现，梦境中大约有 70% 的内容是象征和隐喻，15% 是真实记忆，剩下的 15% 是对事实的扭曲和伪饰。但我发现，在前世回忆中，这个比例分配相当不同：大约有 80% 内容是真实记忆，10% 是象征和隐喻，而仅有 10% 是对事实的扭曲或伪饰。以一个具体例子来说明：如果你在回溯中回忆起幼儿园时期的情景，你可能会记得老师的名字、你当天穿的衣服、墙上的地图、你的朋友和教室里的绿色壁纸。经过进一步的调查，我可能会发现你记忆中的壁纸颜色与实际不符，你幼儿园教室的壁纸实际上是黄色，而你一年级教室的壁纸才是绿色，但这并不会削弱你其他记忆的真实性。同样，前世记忆的内容有时会展现出一种“历史小说”的特质，也就是说，事件的外在细节可能充满了幻想、编造或扭曲，但核心记忆却是可靠、准确的。同样的现象不仅出现在前世回溯中，也出现在梦境和现实生活的回忆中。这告诉我们，真相始终存在，无论它被包裹在何种幻想或扭曲之中。

传统的心理分析师可能会质疑：前世记忆会不会只是心理上的幻想？这些记忆是否是对童年问题或创伤的投射和伪饰？

然而，事实恰好相反。这一发现不仅基于我个人的经历，还得到了其他与我写信分享他们案例的治疗师的证实。前世记忆、冲动和能量可能会影响今生童年模式的形成。这些模式只是前世模式的重现，或者说是多种前世模式的组合。

事实上，前世创伤模式在童年时期出现并重复的现象，与弗洛伊德理论中的“神经症”和“强迫性重复”概念有着惊人的相似性（即隐藏在过去的、导致心理疾病的创伤，只有被揭示出来，症状才能得到缓解）。我与传统精神分析观点存在唯一的不同在于，弗洛伊德理论中的时间阶段过于短暂和有限，我认为它需要继续向前延伸，超越现世，才能深入到某些问题的根源所在。一旦我们将时间阶段延长，就会实现连贯、有效和快速的疗效。

作为一名治疗师或患者，你并不需要深信前世或转世的概念，就可以通过前世回溯疗法获得疗效。实践出真知，就像不止一位同事曾告诉我："我仍然不确定我是否相信前世的事情，但我用过这种疗法，它确实有效！"

导致伤痛的根源被消除后，疼痛也会随之消失，那些反复上演的故事终会结束。

第四章

心灵与身体的双重疗愈

埃莱娜是当地备受尊敬的心理治疗师。她来找我，希望了解前世回溯疗法是否有助于缓解她的慢性疾病。多年来,她的颈部、肩膀和上背部位一直遭受间歇性剧痛的困扰，在我们的初次交谈中,我注意到埃莱娜患有恐高症,这是一种单一症状的恐惧症。接下来，埃莱娜描述了她在催眠状态下经历的情景，以及这次经历给她的生活带来的改变:

我眼前一片黑暗——黑暗，我意识到自己被蒙上了眼睛，之后我从外界观察到自己的身影。我站在城堡中一座石塔的塔顶。双手被绑在背后。当时我才20岁出头，我知道自己是一名战败的士兵。突然，我感到背部传来一阵剧痛，我咬紧牙关，手臂僵硬，拳头紧握。我被长矛刺中，能清晰地感受到背后的长矛，但我并未屈服，也没有喊出声。然后我感觉从高处摔落，被护城河的水流吞噬。

我一直患有恐高症和深水恐惧症。从这段记忆中回过神来时，我仍在颤抖，那几天，我饱受痛苦的煎熬，甚至不敢触碰自己脸上的骨骼，因为那种疼痛实在太剧烈了。然后，一天早晨醒来时，我感受到一种前所未有的变化。

这种变化是，埃莱娜的背痛和恐高症消失了。

在接下来的一次治疗中，埃莱娜生动地回忆起她在中世纪法国的前世。在这一世中，她是一个贫穷、消沉、绝望的20多岁男子。他不敢与众不同，不敢大声说出不公，不敢摆脱陈规，也不敢改变命运。埃莱娜悲伤地描述这名男子唯一的衣物——那块肮脏的棕色破布。最终，当局诬告埃莱娜，让她认下自己未曾犯过的罪行。他们需要一个替罪羊，于是埃莱娜被逮捕，随后在公共场合被执行绞刑。她悲伤地走上绞刑架，陷入绝望，几乎解脱般地结束自己悲惨的一生。

经过这次治疗，她的颈部慢性疼痛消失了，同时消失的还有别的东西。鉴于她在法国的前世经历，在精神层面上，埃莱娜意识到自己还有需要完善的领域。她发现那一世的创伤经历在今生仍然对她造成影响，使她害怕发声，畏惧风险。为了克服这些恐惧，埃莱娜决定冒一次险。她冒着可能对职业声誉造成不良影响的风险，向报社记者和其他治疗师讲述了在前世回溯中的奇特经历。这一次，她没有遭到公开绞刑，而是收获了人们的赞誉。

埃莱娜的案例展示了前世回溯如何成为实现目前流行的“身心联结”的一种新途径。

在治疗过程中，埃莱娜成功打破前世问题在今生的循环，无论是身体还是情感的问题。尽管埃莱娜接受治疗的主要目的是为了缓解身体疾病，但她不仅摆脱了那些使她日渐虚弱的病痛，还一并摆脱了长期以来的恐惧症。作为额外的奖励，她不仅发现一个需要克服的障碍　　不敢表达自己的真实想法，还发现一个新的精神成长领域。在治疗过程中，埃莱娜的身体和心灵相互协作，相互支持，共同开启了自我成长和完善的大门，最终达到一个全新的高度。

众所周知，心灵对身体有着深远的影响，有时甚至会导致疾病或死亡。许多医生观察到，有些住院患者会因为某些原因主动放弃生命，即使给予最好的治疗和医疗技术，他们仍会日渐衰弱而死；相反，那些怀有强烈求生意志的患者往往恢复得更好。这表明“放弃生命”和“求生意志”这样的心理状态可以引发身体做出相应的反应，我们称这种机制为“身心联结”。在埃莱娜摆脱颈背疼痛的案例中，身心联起到了关键作用。本章，我们将讲述前世回溯疗法中更多关于身心联结的案例，以及它是如何通过各种方式治疗身体疾病的。

斯坦福大学的早期研究数据显示，癌症互助小组能够显著提高乳腺癌患者的生活质量和存活率。哈佛大学的研究人员则发现，某些类型的冥想可以延长老年人的寿命。诺曼·卡曾斯在他的优秀著作《头脑第一：希望的生物学》中详细记录了加州大学洛杉矶分校和其他机构在心理神经免疫学这一新医学领域的研究进展，心理神经免疫学主要研究心脑与免疫系统之间的相互作用。伯尼·西格尔博士在他的畅销书《爱、治疗与奇迹》和《和平、爱与疗愈》中，也描述了身体与心灵之间的联系，以及其巨大的治疗潜力。

宾夕法尼亚州立大学的研究显示，催眠可以增加身体系统中某些白细胞的数量。许多研究人员和临床医生已经开始利用催眠来帮助患者戒除对烟草、食物、酒精等的依赖。同样，事实证明冥想也是一种有效的辅助治疗手段。大量研究记录了运动成绩提高与冥想之间的相关性。

* * *

基于催眠的前世回溯疗法也可以达到同样的效果。自从第一次为凯瑟琳进行前世回溯治疗以来，我已经进行了数百次类似的治疗。我发现，通过前世回溯疗法，身体和心理疾病可以在没有药物干预的情况下迅速得到疗愈。

尽管尚未完全理解前世回溯疗法治疗身体疾病的确切机制，但我确实也有自己的一些看法。我认为，疗愈的关键可能在于重新回忆并体验最初的创伤，这与传统心理治疗类似，重新审视童年创伤可以带来精神上的疗愈。另一种可能性是，当患者了解灵魂在肉体死亡后永存，这一认知本身具有强大的疗愈力量。

还可能是因为患者了解导致疾病的最初因素，从而在治疗中发挥作用；又或者，治疗成功的秘诀在于上述所有因素的结合，它们共同构成前世回溯疗法的核心特征。

虽然只能对前世回溯疗法的治疗原因提出假设，但我可以肯定它的有效性。根据个人经验，基于催眠的前世回溯疗法在治疗、改善甚至疗愈某些慢性疾病方面具有重要作用，尤其是那些受免疫系统功能影响的、由心理问题引发的疾病。

前世回溯疗法在肌肉骨骼疼痛、顽固性头痛、过敏、哮喘、压力诱发疾病以及免疫系统相关疾病（如溃疡和关节炎）的治疗中尤其有效。在某些情况下，它甚至还能预防和改善癌变或肿瘤。许多患者在接受前世回溯疗法后，成功地减少了止痛药的使用。这一疗法还能解决深层次的、长时间的情感问题，它揭示了危害身体的情感问题与前世的联系。

尽管这一领域的医学研究仍处于起步阶段，但可以肯定的是，前世回溯疗法作为一种具有巨大潜力和成本效益的方法，应当被视为一种有效的整体疗法。它关注单一症状和患者的整体状况，包括身体与心灵的平衡。

无论前世回溯疗法发挥效用的确切原因是什么，其治疗效果和益处都是显著的。

* * *

杰克是一名 40 岁的货运飞行员，因一系列身体和心理疾病来寻求我的帮助。他的身体状况令人担忧：偏头痛、痛风性关节炎和高血压一直困扰着他。在心理层面，他惯于积累愤怒，每隔几个星期以近乎狂怒的方式爆发出来；他还患有一种特殊的单症状恐惧症：每天早上，扣好飞行员座驾上的安全带，准备滑行起飞时，他都会焦虑地反复看向窗外，检查飞机的右翼是否正常。

在成为商业飞行员之前，杰克在空军服役多年，经验丰富、做事可靠，从未遇到过让他产生目前这种焦虑的紧急状况。然而，他现在每天早上醒来时，都会担心机翼脱落。

在治疗中，杰克回溯起多个前世。他的记忆流动方式独特，既有经典模式，也有关键事件模式。在他的第一次回溯中，杰克忆起在旧西部当牛仔的生活。在那段生命中，他在骑马穿过山口时被一块巨石压死。重历死亡的那一刻，杰克再次体验到那种令人窒息的感觉。随着回溯的深入，杰克进入另一段前世和第二个关键时刻。

在这一世，他发现自己是第二次世界大战中的德国空军飞行员，在德国上空被友军的炮火击落，飞机右翼被炸飞，杰克在飞机残骸坠地的瞬间身亡。重新经历这一死亡时刻，进入超脱前世的状态时，他再次感受到深深的愤怒和沮丧，在这次事件中，他英年早逝，被迫抛下自己的小家庭。

完成这次的回溯后，杰克感到兴高采烈，如释重负，现世中困扰他的那些毫无道理的问题都有了合理的解释。不到两周，他的机翼恐惧症就完全消失了。那之后，他进入驾驶舱时，再也不会惊恐地查看飞机的右翼。他对那次无谓之死的愤怒，也让他找到了自己易怒的根源。

在杰克的第二次回溯中，我们深入探索他的痛风性关节炎的根源。进入催眠状态后，他立即进入关键事件模式。他回忆起在某个前世中，由于撞上了低矮的围栏，他的双膝严重损伤。在那次事故中，他的双膝撕裂并感染严重，最终导致小腿萎缩。由于无法完全康复，他需要人长期照顾，因此变得愤怒和消沉，早早地离开人世。

这是另一个身体与情绪问题紧密相连的例证。

随后，杰克回溯到一个更为久远的时期。在这一世中，一只动物用角刺穿他的头部，正是他现在偏头痛的位置，也就是右眼下方的大脑枕叶区域。

自那次回溯结束后，杰克的偏头痛再也没有发作过。虽然只有时间才能证明，前世回溯疗法是否能彻底根除这种慢性病，但他的健康状况已经有了显著改善。他的痛风症状减轻，怒火也更多地被平静和理性所取代。回溯过那几世之后，他的价值观发生转变，对生命及其意义的认知也有了更宽广的视野。现在，他对死亡的恐惧正在逐渐消退，那些曾经让他愤怒的事情，如今显得如此愚蠢、微不足道。这是许多患者接受前世回溯疗法后的共同体验。

* * *

塞尔玛是一名44岁的印刷公司老板，与杰克一样，她也患有多种慢性病。塞尔玛的外阴经历了癌变，尽管多次手术切除，但总是复发，当她找到我时，她正在接受化疗，但效果并不理想。当我们谈及她的病史（包括心理疾病）时，塞尔玛提到很多身体和情绪的问题，包括过敏、皮疹和胃溃疡。在18个月大的时候，她的左大腿皮肤严重烧伤，在美国接受了早期的皮肤移植手术。在她的童年时期，左大腿手术几乎成了家常便饭，累计缝了500多针。14岁那年，一次手术后，塞尔玛对进入身体系统的药物产生过敏反应，全身长满红疹，这让她感到非常痛苦和愤怒。从那时起，她的身体每况愈下，各种疾病接踵而至，同时，她的皮肤变得对日光敏感。更糟糕的是，她家族中有着癌症的遗传史，她母亲和姐姐都于近两年内去世，母亲死于脑癌，姐姐死于胰腺癌。此外，塞尔玛的童年还因一位叔叔的性虐待而留下了深刻的阴影。

尽管塞尔玛在身体和心理层面都有诸多病痛，但她还是带着希望和信心接受治疗。她相信自己能改变人生。在第一次回溯中，塞尔玛发现自己身处一个封建村庄，变成一个深色头发的13岁男孩。在那一世里，塞尔玛直接体验到死亡的瞬间，骑在马背上的装甲兵将村庄洗掠一空，一名士兵用剑刺伤她的胸部。她当场死亡，灵魂离体。这一刻，她感到了一种超脱尘世的平静和漂浮感。

之后，塞尔玛进入另一个前世，那是几个世纪前的荷兰。她讲述住在她家的一位亲戚对她实施性虐待的场景，而这个亲戚就是她现世的叔叔。

这些记忆里的细节有些模糊，但对塞尔玛来说，情感体验却异常鲜明，尤其是关于性虐待的记忆，她的情感反应非常强烈。回溯结束后，塞尔玛感到内心平和而镇定，尤其在回顾自己被那位荷兰人（现世的叔叔）虐待的场景时。塞尔玛能够将这些细节的前因后果串联起来，这让她感到无比宽慰。当发现前世这层原因时，她也将自己从这段童年创伤的情感遗留问题中解放出来。

8 天后，当塞尔玛再次来到医院进行下一次前世回溯时，她告诉我癌变有了显著的改善。原本顽固不化的癌变组织急剧缩小，敏感度也大大降低。

塞尔玛还说，在此期间她做了一个梦，梦见一位和她长得极为相似的阿姨在自己出生多年前 16 岁的时候不幸被烧死。家人常常将她们两人混淆，不过这也难怪，因为就连照片上的她们都有着共同的胎记。由于梦境往往也是回忆前世的一种方式，我们在回溯开始前探讨了这个梦境。

在那天的回溯中，塞尔玛忆起自己在伦敦一家大型医院担任护士的日子，时间在19世纪左右。当她巡视病房时，一名士兵闯入房间，朝她的腹部和胸部开枪。这次回忆对塞尔玛产生了巨大的情感冲击，因为她在重历死亡时并没有离开自己的身体。经过这次回溯，塞尔玛的溃疡状况开始好转，她再次体验到前世因果关系的澄清和解脱。

* * *

杰克和塞尔玛都能通过前世回溯疗法建立身心联结。两人都发现，前世回溯疗法不仅可以改善身体状况，还可以疗愈情感创伤。在这个过程中，心灵和身体相互影响，共同促进疗愈。

其他医生也联系我，跟我分享他们的患者在临床治疗中回溯前世的故事。新泽西州斯普林湖的罗伯特·贾蒙医生写信给我，讲述他有一位患者，和凯瑟琳一样，自发回溯到前世的创伤经历中，症状因此得到疗愈。贾蒙医生的病例进一步说明了前世的身体问题是如何影响今生的健康的。

贾蒙医生一直在将催眠法作为一种减肥方法，帮助一名30多岁的犹太妇女。经过两个月的治疗，这位患者开始出现严重的下腹疼痛，贾蒙医生考虑到她的病症可能是宫外孕导致的。于是，他将患者转介妇科医生进行检查。结果显示她右卵巢附近的疼痛区域肿大，月经停止，并未怀孕。

五个月过去，她的症状依然没有好转。在一次催眠治疗中，贾蒙医生尝试解决她的某个心理问题，下达指令，让她“回到问题最开始出现的时候”，她选择了妇科问题。

她开口描述中世纪的场景时，贾蒙医生吃了一惊。当时她19岁，怀孕5个月。她快要死了，因为“婴儿的位置不对”，当时有一名牧师和一名医生在场。

“她开始对我说话，就好像我是牧师，”贾蒙医生说，“我应了她的话，然后她逐字逐句地背诵起天主教徒的忏悔祷词。她的呼吸变得很浅，还讲述了自己的死亡。”

但她是个犹太人。从催眠状态中醒过来时，她对刚刚说的天主教徒的忏悔祷词一无所知，腹痛却消失了。当天晚上，她的月经出现，疼痛没再复发。

前世回溯疗法在精神层面上也展现出其独特的疗效。当患者亲身体验到自己不会随着肉体的死亡而消失时，他们会认识到自己具有超越生死的神性。这种体验能够增强他们的求生意志、治疗意志，坚定他们痊愈的信念。他们开始意识到，每个人内心都蕴含着更强大的力量，能够帮助自己精心规划生活，学习并发挥神圣的潜力。随着这些认识的加深，他们不再焦虑，心态变得更加放松。他们可以使用更多的能量加速疗愈过程，从而摆脱恐惧和痛苦的困扰。

前世回溯疗法也能增强身体的某些适应性特征，从而促进身体的健康，例如，它可以减缓慢性疾病带来的虚弱反应，增强免疫功能。它还能带来内心的平静和幸福，让人更加乐观地面对生活的困难和挑战。接受前世回溯疗法治疗的患者普遍会变得更加乐观，生活因此更加快乐和充实。他们变得更加独立，睡眠质量得到改善，摆脱抑郁的困扰。

丹娜曾参加过我的小工作坊，向我抱怨喉咙问题。她的喉咙“凹凸不平”，经常哽咽，而且呼吸道感染频繁，逐渐失声。在一次多人同时参与的回溯治疗中，她生动地回忆起了某个前世的戏剧性经历，那是意大利文艺复兴时期的一个前世，她是一名男性，喉咙被人用刀子捅穿，尽管她并不知道自己为何遭到谋杀。

这次工作坊结束后，丹娜向我预约私人会面治疗。在办公室里，她向我倾诉小时候被父母虐待的经历。在催眠状态下，她重历了那个意大利文艺复兴时期的死亡瞬间，这一次她的反应相对平和，情绪起伏减少是接受治疗后期的典型反应，每次患者重历前世时，随着时间的推移，情绪波动会逐渐减小，从中获得启示的可能性也会增加。

在这次回溯中，丹娜得知，自己被谋杀的真正原因是她掌握着一个非常重要的秘密，有人担心她会将秘密泄露出去。由于害怕自己无法承担后果，她并未泄密。重历死亡后，丹娜进入回顾前世的阶段，她了解到，如果当时没有说出真相，她的喉咙就会收缩，使自己陷入危险之中。

在下一次回溯中，丹娜的前世似乎生活在太平洋上的某个岛屿，可能是在波利尼西亚或夏威夷。在那一世中，丹娜是一个擅长巫术、热爱部落舞蹈的年轻女子。她对部落舞蹈过于投入，以致在看守火堆时因失职导致着火。当火势失控时，她没有及时警告部落中的其他人，所在部落因此遭到破坏，其中一名受害者就是这一世中虐待她的母亲。这个主题再次出现，她在应该发出警告的时候选择了沉默。

经过这几次的前世回溯，丹娜的喉咙问题有所改善。她开始用一个更广阔、更深入的视角看待母亲，学会将母亲看作一个在她的众多前世中扮演不同角色的个体。这种转变，使她能够摆脱今生中母亲的暴虐和专横所带来的创伤，这些不愉快的经历对她现在生活的影响正在逐渐减少。丹娜还明白一个道理，她要说出真相，无论是关于自己被虐待的处境，还是生活中的小细节，隐藏秘密是有害无益的。

* * *

前世回溯疗法的疗效并非总是全面显现。有时候，它只需要解决一个简单的问题，即寻找当下身体疼痛的前世根源。如果患者的身体疾病不涉及复杂的情感问题，则不需要在回溯中探索这些问题，疗效也可能相对简单而且直接。

慢性头痛是前世回溯疗法最常疗愈的几种疾病之一。多年来，我的妻子卡罗尔一直遭受经前偏头痛的困扰。严重的偏头痛会在每个月准时发作，使她无法进行任何活动，通常需要休息一到两天，直到疼痛和恶心消退。此外，1976年的车祸导致她颈部受伤，这不仅加剧了她的头痛，还使诱发头痛的因素增加了，当她在网球场发球，或者做右臂举过头顶的某些动作时，也会诱发类似的偏头痛。一直以来，月经和抬臂动作总让她陷入疼痛，妇科医生和神经科医生告诉她这种病没有办法根除，只能用药物缓解。

1988年夏末，卡罗尔经历了一系列特别严重的偏头痛。冥想有时能缓解她的疼痛，这次却并不奏效。她不想使用麻醉类药物，因此预约了一位催眠师，想通过催眠手段来治疗头痛。我曾试图给卡罗尔做催眠，但由于我们的亲密关系干扰了医生与患者治疗所需的距离，未能成功。

卡罗尔完全没有预料到，她会像置身梦境中一样穿越到前世。在催眠的引导下，经过放松和减压后，治疗师引导她回想自己头疼的根源。卡罗尔眼见画面一幕幕闪现，突然发现自己置身于一千年前中欧的一个场景中，她化身为一名贫穷的男性农民，穿着很脏的棕色粗麻布衣服。这个农民遭受着一群暴徒的追赶和殴打，因为拥有不同的信仰而被惩罚。她左眼上方挨了一记重击，这正是卡罗尔偏头痛最严重的地方。随后，在催眠师的办公室里，卡罗尔突然感到左眼刺痛，这种疼痛迅速蔓延到头部左侧。卡罗尔意识到，这就是她偏头痛的根源。治疗师说："你不再需要这种疼痛了，让它去吧。”疼痛立刻消失了。

虽然无法证明这是否为真实的前世记忆，但那次治疗后，卡罗尔再没有经历过严重的偏头痛。白日梦和幻想没法治好如此严重的疾病，前世回溯疗法却经常展现出其独特的疗效。

* * *

特里西娅是一名 28 岁的工程师，长期遭受颞下颌关节疼痛、偏头痛和颈部僵硬的困扰。在治疗过程中，她回忆起公元前 893 年在小亚细亚山谷某个地方的死亡经历。在那一世中，她一直过着平静而幸福的生活，她详细地向我诉说这一点。当被问及脚上的穿戴时，她描述了自己穿的那双凉鞋。随后，特里西娅又回忆起另一段古老的前世，那时她是一名男性，居住在希腊的一个洞穴里。这一次，当我让她描述自己的鞋子时，特里西娅描述出一双风格截然不同的凉鞋。她向我描述出一个手持长矛站在她身边的战士，最后这个战士用长矛刺向她的脸部。

再次经历死亡时，特里西娅告诉我，她当时感受到的疼痛与她现世的偏头痛非常相似。

完成回溯治疗后，特里西娅的颈部僵硬和颞下颌关节疼痛都有了显著缓解，偏头痛也有所减轻，她已经不再服药。

* * *

让患者摆脱药物依赖与缓解疼痛一样重要。阿尔贝托是一名放射科医生，多年来一直遭受着严重的背痛和痉挛困扰，药物并不能给他带来缓解。如果阿尔贝托没有乐观坚强的性格，可能早就对强效止痛药物产生成瘾性依赖。

当阿尔贝托进入催眠状态时，他回忆起背部受致命伤的两个前世，其中一个特别清晰。在几百年前的前世中，阿尔贝托是一名士兵，他回忆起自己在欧洲战场上痛苦死去的场景，再次感受到致命伤口带来的剧烈疼痛，几乎让他昏厥。那个伤口的位置竟然与他现在背部疼痛的地方完全吻合。回溯结束后，阿尔贝托的背痛和痉挛迅速得到好转。

我们再一次见证了身体和心灵在治疗过程中的共同作用。阿尔贝托的治疗效果远超其他许多案例。他不仅身体疼痛得到了缓解，而且成功实现了最初的治疗目标。

阿尔贝托的治疗效果非常显著，乃至对他的生活产生了更广泛的影响。通过前世回溯疗法，阿尔贝托成功摆脱对强效止痛药的依赖。在接受治疗前，这种止痛药是他缓解疼痛的唯一方法。

贝蒂是另一位用前世回溯疗法戒除药物依赖的患者。贝蒂从小患有哮喘、过敏、呼吸系统衰弱等疾病。需要注射肾上腺素、类固醇和其他药物来控制病症的发作。她的生活几乎注定被可怕的哮喘发作所困扰，而药物成为她保持呼吸顺畅的唯一依靠。贝蒂的性格和生活环境与阿尔贝托不同，她对鼻喷雾剂产生成瘾性依赖。

在回溯治疗期间，贝蒂感受到窒息的痛苦，大口大口地呼吸着空气。她向我描述了自己在中世纪晚期被烧死在木桩上的场景。当时四周烟雾弥漫，她的肺被烈焰烧焦。贝蒂最终从自己的身体里脱离，升至尸体和人群上方，她看着自己的身体被火焰无情吞噬而无能为力。

这次治疗结束后，她的哮喘症状几乎立刻得到显著的改善。这种严重的终身疾病竟然在一夕之间得到缓解，直到现在，我仍然对此感到震惊，仿佛见证了一个奇迹。但她的哮喘确实有了极大好转，其他大多数过敏症状也得到缓解。在这次治疗后，贝蒂很快就停用了具有成瘾性的鼻喷雾剂，只出现轻微的反弹性鼻塞。随着病痛的消失，她的生活质量得到极大的提升，再也不像以前那样经常感到恐惧。

通过回溯前世的相关死亡经历，例如肺部烧伤或窒息死亡，成功疗愈慢性过敏或呼吸系统问题的患者，并不仅有贝蒂。与偏头痛类似，哮喘、呼吸道感染和过敏等现世的身体问题，似乎都源于患者前几世的痛苦经历。这些前世的身体创伤会在今世留下痕迹。

莱西是一名 40 多岁的高中教师，长期受哮喘困扰，而且对水有强烈的恐惧感。在我们的第一次治疗中，她直接回溯到死亡场景。她发现自己是一个八九岁的女孩，从悬崖上失足落水淹死。莱西回忆说，这次溺水经历中的冰冷水温和深不见底的湖水给她带来深刻的感官体验。她很快平静地从身体中脱离出来。接着，莱西回溯到古代近东的一个前世，在这一世中，她是一个十一二岁的年轻女奴，每天的工作是用湿草料或稻草制作砖块，因为一车湿草料意外翻倒而被压死，窒息而亡。在回忆死亡过程时，莱西描述了那种无法呼吸的痛苦、慌乱和恐惧。这次死亡经历与第一次溺亡的体验截然不同。治疗结束后，她的哮喘有了显著改善，有生以来第一次在没有服用任何药物的情况下，安然度过了整个过敏季。

安妮是一名重症监护室护士，一段前世记忆使她的呼吸道过敏症状得到改善。这段记忆是在她度假期间自动恢复的。当安妮第一次和丈夫去巴黎旅游时，突然感到心头一紧，焦虑不已。随着焦虑的加剧，她发现自己不知为何对这个历史街区周围的路线有种莫名的熟悉感，能轻而易举地在弯曲的小路中辨别方向。突然，她转过街角，眼前出现的街道尽头的小广场让她产生一种似曾相识的感觉。她仿佛看到几百年前的自己因为掌握治病巫术而被烧死在小广场木桩上的场景。

随后，安妮来到我办公室，接受催眠治疗以深入探索这段前世记忆。在治疗过程中，安妮回想起熊熊烈焰的灼热温度，以及自己在令人窒息的浓烟之中丧生的惨状。安妮接受治疗的动因，并不是频发的呼吸道过敏症状，而是这段突如其来的前世记忆。但她后来告诉我，由于这次回溯治疗，她的过敏症状有了显著的改善。

贾蒙医生还有位患者叫伊丽莎白，是一位51岁高管。通过催眠疗法找到呼吸道疾病的根源。

“现在我想让你回到一个过去的场景中，”贾蒙医生对伊丽莎白下达指令，“回溯你第一次遭遇窒息的时刻，回忆那种无法呼吸的感觉。看到那个场景时，描述眼前的一切。”

伊丽莎白开始发抖，脸也开始扭曲。

“就是这样，”贾蒙医生说，“现在低下头，告诉我你脚上穿的什么鞋？”

“深色的鞋子，”她用孩子般的声音回答，“旧时代的女鞋。”

医生进一步询问：“你在哪里？你在干什么？”

“缝纫。但我知道接下来会发生什么，会着火。”伊丽莎白开始结结巴巴地咳嗽，呼吸变得急促，“这里在冒烟……角落里的破布。”

伊丽莎白说自己是一个16岁的女孩，名叫诺拉，1879年住在马萨诸塞州的斯特林。诺拉在一家衬衫厂工作，尽管她是聋哑人，腿上还戴着支架，但她从12岁起就在这家工厂工作。

“有烟……还有火！”她咳嗽起来，“他们想把火扑灭……在用东西拍打，不停地拍打，有人泼水上去，但水不够。”她开始哭泣，呼吸变得急促而吃力。

“每个人都在奋力往外跑。”她急促地说。

“你呢？你也在奋力往外跑吗？”贾蒙医生问。

“我不能，”她回答，“他们不会帮我的！”

“你为什么要别人帮？”

“我不能走路……我腿上戴着支架，”伊丽莎白边喊边大口喘息，“他们甚至看不到我。我在那里，我没办法呼吸了，我快支撑不住了。”她努力吞咽着空气。

她的身体突然软瘫下来，经过沉默而令人紧张的几分钟后，贾蒙医生让她描述一下当时的情景。

“火还在烧吗？”他问。

“是的……但我正在休息……我死了……仍然生着病……必须休息。有些人更需要休息。但没关系，现在一切都好了。”

伊丽莎白重历火灾中的死亡场景后，呼吸道疾病从此消失，长久以来对窒息的恐惧感也随之消失，她的价值观和生活发生了巨大的变化。

除了以上这些案例，还有其他许多案例都表明，只要清晰地认识到指引我们的内在神性与高维能量，我们就能获得无穷的力量。这不仅能使我们更加快乐、完整、坚韧，还能赋予我们更多力量。更重要的是，深入了解症状、恐惧、障碍和成瘾性依赖的真正根源后，我们不仅能增强免疫系统，还能实现真正的康复。

当我们真正观察、体验、理解、解决根源问题后，症状就会消失，疾病就会好转。导致伤痛的根源被消除后，疼痛也会随之消失，那些反复上演的故事终会结束，我们不再需要投射创伤、产生抵触、自我麻痹、依赖药物或忍受痛苦。

也许这就是为什么从更高维度的视角来看，前世回溯疗法能够如此高效地帮助人们快速疗愈和成长。有时，人们甚至不需要回溯到童年或前世，在某种放松和冥想式的“更高维”状态下进行治疗时，人们就能够迅速地学习、接受、适应并提升自己的内在能量。

除前世回溯疗法外，还有很多其他的治疗方法能够带来“更高维”状态下的益处。我一直尝试将前世回溯疗法中的一些元素融入传统的心理疗法中，以便帮助那些不愿选择接受该疗法的患者。在传统治疗中，我会指导患者轻轻闭上眼睛，深呼吸，让身体完全放松，然后再开始对话。在这种状态下，患者的注意力会从外部转向内部，分散思维和画面也会大大减少。当他们集中注意力时，潜意识便能更积极地参与到疗愈过程中。

当我和患者一起回顾他们的思想和情绪时，他们的脑中会经常浮现一些画面，这些画面对于理解他们目前的症状和心理障碍至关重要。我们会探讨、整合这些画面的深层含义，无论是隐喻还是真实的记忆片段，这不仅能帮助患者深化学习和自我完善，还能促进他们疾病的康复。

* * *

伊芙琳患有致命的绝经前乳腺癌，癌细胞已经发生了转移。就在伊芙琳被确诊的两年前，姐姐因癌症离世，给她带来了巨大的悲痛。伊芙琳找到我的时候，已经经历了无数个疗程的放疗和化疗。为了消除激素对癌细胞的影响，她做了绝经手术。伊芙琳深陷沮丧，失去希望，她的临床治疗效果也是每况愈下。

在催眠状态下，我们处理了她遗留的家庭问题。催眠后，在超意识的状态下，伊芙琳遇到了已故的姐姐。她们交谈、拥抱、彼此倾诉情谊，意识到她们将以某种方式“永远”保持联系。伊芙琳意识到，她的姐姐并没有真的离开，只是先一步离开了自己的肉体。

接下来，伊芙琳开始冥想，一道激光似的光束照射在她的肿瘤上，净化她的身体，并强化她的免疫系统，高维指导灵也伴随着这束光前来帮助她。

随着时间的推移，伊芙琳逐渐开始好转，体重有所增加，病情得到缓解。她变得更加乐观，充满求生欲望。她不再感到悲伤和沮丧，快乐与平静重新点亮了她的生活。

是催眠和这些疗愈性的画面导致伊芙琳的病情出现好转的吗？时间的关联性表明二者之间可能存在某种联系。当然，也可能还有其他因素的作用。随着伊芙琳感觉好转，她更有力量应对化疗，肿瘤医生为她增加了化疗药物的剂量，这或许是促使她好转的关键。然而，如果没有催眠和这些画面，她根本无法承受更大剂量的强效化疗药。

* * *

根据英国著名医学杂志《柳叶刀》上发表的一项研究，医学研究者提出，饮食、锻炼和减压活动相结合，可以逆转冠状动脉疾病中的血管阻塞。单纯饮食结构调整不足以逆转心脏病，减轻压力才是关键，其重要性超过以往的认知。

马里兰州贝塞斯达国家心肺及血液研究中心的研究员克劳德·蓝方博士认为，这些生活方式的改变，“即使在不使用降胆固醇药物的情况下，一年后也可以逆转严重的冠状动脉疾病”。减压手段在此过程中起到了非常重要的作用。

统筹这项研究的欧宁胥博士评论道：“这一发现表明传统的建议……或许足以预防心脏病，但不足以逆转心脏病。”

在另一项涉及 1000 多名心脏病患者的研究中，斯坦福大学的研究人员在瑞典乌普萨拉举行的国际行为医学大会上提交了一份报告。他们发现，焦虑、恐惧、敌意、愤怒是导致心脏病二次发作的重要诱因。有趣的是，焦虑和恐惧对女性患者的影响似乎更为显著，而敌意和愤怒对男性患者的影响更为显著。

放松、冥想和回溯等方法能够帮助人释放压力、紧张和恐惧。

这些方法在整体层面上发挥着重要作用，对健康裨益无穷。

我们需要进一步研究心灵 / 大脑 / 免疫系统 / 身体之间的关联性，探讨我们如何通过调整心态和心境，去预防、改善、甚至治疗成瘾、慢性病、感染、癌症、心脏病、自身免疫性疾病等各类疾病。

前世回溯疗法和催眠冥想能够转变患者的心态，使他们康复，这是我的个人经验，也是许多其他医生的共识。这些方法可以与传统医疗方法和药物相结合，正如本章中许多案例所展示的那样，它们之间并不是相互排斥的。

下面是本章的最后一个案例。弗朗西丝是一位 40 多岁的女性，她来找我咨询一些情感关系问题。她最近确诊乳腺增生，右乳房内的两个肿块已被确诊为条索状硬块，而不是随月经周期性出现的液体性囊肿。我跟她进行了初步交谈，记录她在身体和心理层面的病史，预约了第二次会面治疗。

在第二次会面时，弗朗西丝的情绪明显激动。在第一次交谈后，她去看了肿瘤医生，因为乳房肿块可能发生癌变，肿瘤医生原本计划对乳房肿块进行穿刺活检，但弗朗西丝突然晕倒，因此医生决定通过手术切除这两个肿块。弗朗西丝感到非常焦虑，不仅因为担心肿块可能查出癌变，还因为曾在全身麻醉的情况下有过一次类似于濒死体验的糟糕经历，她害怕这种情况再次发生。

在治疗过程中，我引导她冥想，想象有一道“疗愈之光”照在她的身体上，这和我之前对伊芙琳和许多其他患者采用的方法一致。我给弗朗西丝一盘录音带，里面录有一段放松和疗愈性质的冥想引导音频，我建议她回家继续跟着录音进行冥想，约定在下周进行第三次会面。

在第三次会面中，弗朗西丝告诉我一件非常令人吃惊的事。按照计划，她应该在星期一早上接受手术。在术前准备中，放射科医生为她进行最后一次乳房 X 光检查。

放射科医生看到 X 光影像时，惊讶地发现三天前检查时还在的肿块已经完全消失了。

医生吓了一跳，立即安排弗朗西丝做紧急乳房 X 光检查。

然而结果仍然一样，没有发现任何肿块。

当时，弗朗西丝躺在手术台上，手臂上还插着静脉输液管，放射科医生向主刀医生报告了结果，并向他展示了 X 光检查数据。

主刀医生告诉放射科医生，他原本打算根据三天前的那组 X 光片进行手术。

两位医生在镇静的弗朗西丝面前发生了争执，而她当时正坐在桌子前，等待着手术的开始。这位主刀医生非常固执，他不愿相信新的数据，即便他的高级助理、放射科医生目睹了这两项独立的、高度可靠的检查结果，全都显示弗朗西丝的乳房肿块已经消失了。

最后，弗朗西丝决定听从自己内心的声音。

“那里没有肿块了，”她说，“我要回家了。”

后来，弗朗西丝在给我的节日贺卡中写道：

谢谢你的冥想回溯磁带。我是“活生生的证据”，疗愈之光真的有效！今天，当我准备去医院做肿块切除手术时，我经历了一个奇迹。从周五到周一，两个肿块都消失了，我已经百分百痊愈了！！（神奇、强大的“圣光”）

现在，我所有的朋友和亲戚都非常相信它，并且纷纷转录了那盘磁带！所有心存怀疑的人，包括我的丈夫，都意识到了冥想的价值。我将永远铭记这个光明节（犹太教节日）发生的事情，这是我生命中的“转折点”。我也将永远铭记这个崭新、特殊的“光明节”！

附：我期待去体验更多美好，为我带来健康。

弗朗西丝的经历可能没有人们想象的那么罕见。

催眠状态下的前世回溯和冥想，能够为患者带来巨大的心理变化，这对传统医学从业者来说，具有真正实际的应用价值。这些方法具有安全而强大的疗愈力量，没有副作用，因为这些疗愈力量在本质上是灵性的、直觉的。这是真正的整体医学。

第五章

修复亲密关系

丹是一位年近 40 岁的企业高管，走进了我的治疗室。他寻求帮助的背后有很多原因，其中他与玛丽·罗之间那如火如荼却又跌宕起伏的恋情，尤为引人注目。他出身于波士顿北部，是一位热情奔放、敏锐智慧、怀揣理想的意大利裔美国人。玛丽·罗来自南卡罗来纳州，有着截然不同的文化背景和宗教信仰。然而两人却一见钟情，彼此之间的吸引力如此强烈，仿佛有一股无形的力量在牵引着他们。

然而，问题的症结在于，玛丽·罗喜欢与别人调情。几杯酒下肚后，她平日的端庄举止便荡然无存。她喜欢拥抱男性朋友，轻抚他们的发丝，触碰他们的脖颈，甚至在非正式见面和分别之外，也会与他们亲吻。好在她还没有出格到发生性关系或外遇的地步，仅仅是停留在调情的层面，而且通常是在众目睽睽之下进行。

丹快气疯了，大发雷霆，对玛丽·罗大喊大叫，要求她收敛行为，几乎无法控制自己的愤怒。他的情绪反应不仅源自文化背景中的大男子主义、男性自豪感和占有欲，更超越了他以往对其他女人的情绪反应。他经历过婚姻起伏、多次约会，有过几段长期恋爱关系，但从未有哪个女人能让他如此愤怒、失控。

几个星期以来，我们一直在努力剖析他愤怒的根源。在一个星期四的下午，他赴约治疗时，愤怒达到了顶点。她竟然又重蹈覆辙！在一次晚宴上，玛丽·罗又同一位男性朋友调情，丹甚至产生了“折断她脖子”的冲动，玛丽·罗吓得花容失色。

他们两人都是成熟稳重、精明能干的专业人士，然而，当她沉迷于喝酒、调情，甚至对他进行挑衅时，他总会瞬间化身为一头愤怒的公牛，愤怒程度与她的“罪行”似乎并不相称。

在那次会谈的 30 分钟里，他向我叙述了晚宴的情况，谈论他和玛丽·罗之间的互动。当他重新回想起那一幕时，丹的愤怒几乎无法控制。

“她为什么总是这样？”他怒气冲冲地拍案而起，“她难道想毁掉我们的爱情吗？”

但事实是，玛丽·罗愿意为了这段爱情放弃自己的信仰，皈依丹的宗教。他们甚至正在筹备婚礼。

我们的谈话陷入了僵局。他这样发泄愤怒、恐惧和其他情绪，显然无法解决问题。他心中郁积的不良情绪似乎已经达到了极限，无法再通过简单的谈话来疏泄。最后，他愿意试试我提出的一个建议。

“我们可以试着回溯一下这段关系的真正起点。也许在过去，你曾有一个像玛丽·罗这样的女朋友。或者还有更深层次的原因等待我们去发掘。”

丹同意被催眠，很快就进入了深度催眠状态。我引导着他，让他去探寻这段关系的根源，回溯到感情问题最初出现的那个时刻。

用这种非定向的催眠方式进行治疗时，我永远不知道会发生什么。尽管我已经经历过无数次这样的回溯治疗，但每次患者所展现出的过去，仍然会让我感到震撼、卑微。

在催眠的过程中，他的身体逐渐放松，心情变得平静，然而，没过多久他的身体又变得紧绷起来，仿佛在倾听什么。

“我能听到我堂兄的声音，”这位在商界叱咤风云的高管轻声说道，“我能看到他！他穿着白色长袍，留着黑胡子，我叔叔和他在一起，他们在和我说话。”

他的堂兄和叔叔早已离世。

“他们告诉我，随她去吧！他们说，‘让她自由地追寻自我完善，去克服她内心的困扰与障碍。这一切都是为了她个人的成长与发展，并非为了满足你的期望或让你感到安逸。这是对你们爱情真正的考验。只有当她战胜了自己的阴暗面，才能够真正回到你的身边。’”

而且，事情并未就此结束。

“我们现在给你看。”丹的亲人说。

话音刚落，丹的眼前便骤然浮现出他与爱人前世的一幕幕，那些画面如同闪电般在他脑海中划过。

“我用长剑刺了她！”丹痛苦地说，“她对我不忠，我一气之下杀了她。”这件事发生在七八世纪左右，他是一名信仰穆罕默德的战士。

在另外两个古老的前世中，丹同样杀害了玛丽·罗。而在其他几个前世中，他离她而去，每次都让她陷入可怕又危险的境地。他累计杀死她三次，抛弃她的次数更是难以计数，而玛丽·罗就像凤凰一样一次又一次重生，重复这悲剧的循环。

总而言之，丹至少在六个前世中发现了自己与玛丽·罗的纠葛和这种不断重复的模式。在这些前世中，他无一例外地以男性身份出现，不断地杀害或抛弃她，而她则始终扮演着女性的角色。在随后的前世回溯中，我们发现，两人也曾以家人、朋友甚至敌人的身份出现在彼此的生命中，有时性别和角色也会发生颠倒。

丹的怒火消失得无影无踪。在不到一个小时的时间里，他对玛丽·罗的爱意与温柔，比他们交往以来任何时刻都要强烈、深沉。

后来，丹决定与玛丽·罗分享这次前世回溯的经历，并表示愿意“随她去”，然而她并没有选择离开，她愿意为了改善关系而付出努力，而不是轻易地放弃。丹领悟到“随她去”的真正含义，这并不一定是指“让她离开”，而是可以有很多种方式去理解和实践。

在揭开这些记忆和其他前世模式后，丹领悟到了“战士”这一身份的真正内涵，而这种力量来自爱、同情、觉悟和理解。他需要从智慧、希望和信仰中汲取养分，而不是在愤怒中获取力量，愤怒的力量是虚无的力量。

他还意识到，他的堂兄和叔叔的肉体已经消逝，但他们的精神依然还活着。他现在坚信，自己也将超越肉体的束缚，灵魂永存。

在不到一年的时间里，玛丽·罗和丹携手走进了婚姻的殿堂，距离我记录这段经历已经过去两年。他们关系中的重复性模式再也没有出现。他不再指责她，她也不再挑衅他，他们之间的沟通比热恋时期还要顺畅，因为他们目睹了负面模式对关系的破坏力和持久影响，都从过去的愤怒中汲取了深刻的教训。现在，每当察觉关系中存在任何细微的问题，他们都会及时进行沟通，共同寻找解决之道。作为夫妻，丹和玛丽·罗已经掌握了快乐、深刻和亲密沟通的艺术。

* * *

在人生旅途中，亲密关系和家庭往往是我们面临最艰难、最富有挑战的经历，然而，它们同时也孕育着最深刻、最温暖的人生体验。我们作为人类，生活在社会群体中，需要通过人际关系来表达自我，这就是我们交流的方式，也是我们学习、成长的重要途径。

根据我的经验，治疗师在情感、婚姻和家庭治疗中遇到的复杂、长期的人际关系冲突，深层次的根源往往可以追溯到前世。前世回溯疗法能够深入挖掘这些问题，这是传统治疗技术无法匹敌的，玛丽·罗和丹的案例就是一个生动的例证。如果我们能把寻找根源和回归治疗的视野扩展到前世，超越今生关系的有限时空，那么就能缓解、甚至避免很多痛苦。通常，当下人际关系中的愤怒、仇恨、恐惧等其他负面情绪和行为，其种子可能在几个世纪前就已经播下。

* * *

戴安娜是一位居住在费城的 40 岁富裕女性，因为患有慢性抑郁症来寻求我的帮助。随着治疗的深入，我确信她不开心的根源主要来自她与女儿之间紧张又充满敌意的关系。

第一次抱起刚出生的女儿时，戴安娜感受到的是难以名状的厌恶，这种情绪与她迎接其他三个孩子时的喜悦和期待形成了鲜明对比。戴安娜一直无法理解自己对塔玛的这种生气和反感。

如今，塔玛已经18岁，当戴安娜接受治疗时，两人之间依然存在隔阂。戴安娜和塔玛常常因为微不足道的琐事而陷入激烈的争吵和冲突之中，这种频繁、暴力的争吵破坏了她们之间的亲情纽带。

在一次回溯治疗中，戴安娜说，在塔玛出生前，她曾经经历了一次突发出血性休克，险些丧命。她感受到自己的灵魂仿佛从身体中抽离，看着丈夫惊慌失措地向医生求救，这是一次典型的濒死体验。

经过这次治疗，我原本以为她们的关系可能会有所缓和。这个孩子的出生曾让戴安娜险些丧命，戴安娜或许因此对她产生了无意识或潜意识层面的仇恨，单是回想起这段记忆，或许就可以帮助她宣泄这些负面情绪。

然而，在随后的治疗中，戴安娜却告诉我，她与塔玛之间的关系依然紧张、脆弱。于是，我们再次尝试了前世回溯疗法。这次，我们终于取得了突破性的进展。在戴安娜的回忆中，她与女儿长期以来的怨怼，根源不仅仅在于塔玛的出生，而是来自前世的纠葛。在那一世，她们并不是母女关系，而是争夺同一个男人的情敌，这个男人正是戴安娜现在的丈夫，也就是塔玛的父亲！

显然，在今生，这对宿敌还在互相较劲。

在找回这段前世记忆后，戴安娜和塔玛的关系出现了改善。

戴安娜之所以未将这段经历告诉塔玛，仅仅是因为这段不同寻常的经历太过匪夷所思，让她不知如何开口，当塔玛在另一位治疗师的引导下回溯前世时，她竟然也回忆起了同样的前世，甚至连细节都与戴安娜的描述如出一辙。这一发现让戴安娜深感震惊，同时也坚定了她要与女儿分享这段经历的决心。

在彼此坦诚相待之后，戴安娜和塔玛终于跳出了既定的命运轨迹，结束了长达数世的竞争和敌对，已经成了无话不谈的挚友。

* * *

在一个晴朗潮湿的 10 月清晨，我开车送女儿艾米上学，然后回到办公室，出门前，我拥抱了卡罗尔，和她说再见。

卡罗尔提醒我："别忘了去写关系那章。"我们在周末时不时会探讨一下亲密关系和伴侣治疗的话题，讨论前世联结对今生关系产生的影响。卡罗尔知道我会在每天结束工作前预留一些时间，记下我们的思路和结论。

11 点的时候，当天唯一的"新"患者玛蒂娜来了。她设法说服我的助理，让她插到等待名单的第一位。预约看诊的那天终于到来。她结束诊疗离开之后，我提醒自己，世界上根本没有巧合。

玛蒂娜今年 30 岁，有两个孩子，她说自己唯一的问题，是一段长达七年的"糟糕"婚姻。孩子都很幸福，4 岁女儿和 2 岁儿子是她的开心果。她自己同父母的关系也很不错。玛蒂娜喜欢自己的房子,有很多好朋友。她在一家牙医诊所工作得很开心。

但是，玛蒂娜的丈夫哈尔却为人苛刻消极，到处挑玛蒂娜的错,不放过任何一个批评贬低她的机会,就像是她的负担和桎梏。玛蒂娜始终努力维持着婚姻。他们分分合合了几次，在玛蒂娜第二次怀孕时,两人就经历了两次复合。虽然当时玛蒂娜不愿意，但是哈尔强烈要求她怀孕，然后抛弃了她。结果他又回过头来，满怀内疚地请求复合,却很快又重蹈覆辙。无论是对哈尔的行为，还是对他的最后通牒，玛蒂娜似乎总在逆来顺受。他们婚姻不合，无论针对个人开展心理治疗，还是伴侣两人共同接受心理治疗，都无济于事。

在我们的治疗开始前几周，玛蒂娜参加过我在迈阿密举办的工作坊。在课上，我指导大约两百位听众如何去描绘、体验回溯催眠，带领全体人员体验了一次前世之旅。大家闭上双眼，彻底放松，在我的语言引领下，回忆起童年的种种细节，进而回溯前世的记忆。

玛蒂娜当时进入了深度放松状态，感到宁静祥和，回想起了儿时情景，但是无法继续回溯前世。她完全没有前世记忆，什么景象也看不到。

玛蒂娜买了一盒录音带回家，里面是我引导听众放松身体，进行回溯催眠练习的指令。在家做练习时，玛蒂娜能够实现深度放松，有时候甚至会睡着，但就是看不到前世的景象。

在办公室里，我了解了玛蒂娜的医疗史和心理史，对她进行了深度催眠。同工作坊和在家听录音带练习的情况不同的是，在办公室里，她可以回答我的问题，我也可以提供更加精心专业的引导。我请玛蒂娜寻找一段美好的童年回忆，她回到了5岁生日的时候。

“我看到爸爸妈妈、爷爷奶奶，还有好多礼物。”玛蒂娜一边回想，一边微笑。显然这是段快乐的回忆。“奶奶做了拿手的巧克力蛋糕。我看到了。”

“打开礼物盒，看看里面有什么吧。”我提议道。她很高兴，拆开了艳丽夺目的礼物盒，看到了新衣服、新娃娃，还有好多其他东西。她的脸上洋溢着属于5岁小姑娘的欢乐。我决定继续深入。

“现在是时候再进一步了，回到之前您和丈夫，或者其他家人共同生活的时候。回到目前的婚姻问题出现的那个时候。”

玛蒂娜立刻开始皱眉，然后开始小声抽泣。

“我好害怕。这里好黑，一片漆黑。我什么也看不见。就是害怕。发生了可怕的事情。”她的声音听起来依然像个孩子。我以为玛蒂娜处于某种虚空之中，处于前世和今生的时空之间。但是她为什么害怕？我很困惑。

“我在你额头上轻拍三下，倒数三二一。我数到一的时候，你会看到自己所在的地方。”

这一招起作用了。

“我是一个小姑娘，坐在一张大木桌上，这是一个大屋子。屋里没什么家具，只有这张桌子。我端着碗吃东西，像是麦片粥，用的是一个大勺子。”

“你叫什么名字？”

“丽蓓卡。”她回答。她不知道当时的年份，但是她说自己在这一世死去的时候，是1859年。

“只有你一个人吗？妈妈爸爸在哪里？”

“我不会……我不要……”她又开始哭。“爸爸在，但是妈妈不在。她死了。是我害死了她！”玛蒂娜解释，丽蓓卡的妈妈在生产丽蓓卡的时候去世了。父亲怪她害死了妈妈。

“他对我不好，天天打我，把我一个人锁在柜子里。我好害怕！”她哭道。

为什么玛蒂娜待在之前遇到的这种黑暗虚空中如此害怕，我终于知道了。这根本不是虚空。她是一个受惊的小姑娘，被锁在黑洞洞的柜子里。她在黑暗里煎熬了几个小时呢？

丽蓓卡的父亲是个樵夫，带着斧子干活，把她当奴隶一般使唤，要她干很多家务，成天批评她、挑她的错，痛打她，把她关在可怕的柜子里。眼泪汪汪的玛蒂娜认出来，那个男人就是哈尔，她今生的丈夫。

丽蓓卡从来没有背弃父亲。虽然父亲对自己冷酷无情，但是她依然不离不弃，直到父亲死去。

我带她快进到父亲去世的那天。丽蓓卡大约 30 岁，父亲离世后，我问她感受如何。

“松了一口气，一大口气。他走了我真高兴。”

父亲去世后，丽蓓卡嫁给了汤姆，一个对她很好的男人。她认出来，汤姆是她今生的儿子。虽然汤姆当时想要孩子，但是丽蓓卡担心和母亲一样死于难产，所以没有生孩子。即便如此，他们依然生活幸福。汤姆在丽蓓卡之前去世。我引导着她，直到她经历完前世的最后一天。

“我卧病在床，成了满头白发的老太太。我不害怕。我就要和汤姆重逢了。”她去世了，灵魂漂浮在尸体上空。

“这一世，你学到了什么？”我问她。

“要保持自信。”她很快回答，“要做自己认为正确的事情。做了正确的事情，就不会再无谓地受苦。我要自信起来。”

玛蒂娜从催眠状态中醒来，清楚地记得每一个细节，感到欢欣鼓舞。她觉得自己变得更加坚强，如释重负。

“我之前总在相同的痛苦中轮回，”她得出结论，笑容满面，“这下终于解脱了！”

我注意到，玛蒂娜因为这个发现而兴奋得发抖。

她走出了我的办公室，我虽然不知道她的婚姻后续会如何发展，但我确信，无论发生了什么，她都更能在关系中捍卫自己的主张，更加自信地掌控自己的生活。

她会好起来的。

两个月之后，玛蒂娜打来电话，告诉我她感觉很好，婚姻关系也在上次回溯治疗之后大有改进。她觉得自己“坚强多了”。因为她身上焕发出一种全新的活力，哈尔也对她更加周到上心。或许是玛蒂娜告诉他回溯治疗中的种种细节，以及他的前世身份，用遥远的回忆打动了他的心灵。

正是通过各种关系，我们得以学会表达爱、接纳爱，去原谅、去帮助、去奉献。

我的患者所感受到的“生死之间”体验，让我相信，在每一世的人生里，我们都在出生前就已经选择好了家庭。我们选择的模式，是最能让灵魂茁壮成长、充分展现相应人生境遇的模式。通常情况下，我们这一世的家人，也会在前世人生里，同我们以各种方式相互遇见、彼此互动。

总有不少人问我，能不能在下一世和今生的爱人重逢。我不断发现，一群相识相知的人总是相伴转世、共同轮回的，其他许多专家也表示赞成这一观点。我们不断转世重生成相同的人格，虽然一群人总数不少，但是在一次次的转世轮回之中，构成每个核心组的人数却不多，而且相当稳定。核心组内的关系可能有所变化，例如，今生的母子关系，到下一世可能变成兄妹关系，但是人的灵魂始终不变。在回溯催眠中，我们可以获知前世的关系。

有时候，我们立刻受到某个人的吸引，或者对某个人感到莫名排斥，这说明我们在下意识中认出了某个在前世同我们存在羁绊的人，并且不由自主地沿用了前世的行为模式，哪怕在今生的种种环境下显得很突兀或不协调。这种情况经常发生在关系更密切、联结更加密切的家人或者伴侣之间。但是前世相识或延续前世行为模式的情况，也会发生在其他关系之间，例如上司与下属之间、邻里之间、师徒之间，甚至发生在针锋相对的国家领导人之间。

* * *

霍普今年 45 岁，是一名离异女性，发现自己在完全不同的、无关家庭的场景下，认出了一个前世的亲密家人。霍普因为身患抑郁症而报名参加我的疗愈课程。她的问题似乎是由儿子史蒂夫导致的。

史蒂夫家境贫寒，就读于一所私立名校。他是一个差等生。时不时就旷课逃学，部分原因在于他有学习障碍。史蒂夫对霍普说话总是怒气冲冲，从来不听她的话，反复试探她的底线，令霍普深受困扰。

我觉得史蒂夫的问题不算太严重，霍普的反应似乎有点过度了。但是霍普觉得自己必须远离史蒂夫。她觉得自己的心神被消耗得厉害，自己的抑郁症和史蒂夫的问题都在不断加重。她深信人生不过是一场漫长的痛苦挣扎，总是让她感到焦虑和悲哀。

她越来越确信，为了保护自己，必须离开儿子。恶劣的亲子关系在她的生活中无孔不入，令她精疲力竭，感觉自己就快被榨干了。她觉得自己真的走投无路了。

但是，我同霍普聊过之后，觉得她的纠结与无助并非源于她的儿子。她的父亲在她 5 岁时离家出走，母亲在她 7 岁时去世。霍普和弟弟从此成了孤儿，整整两年都无家可归，只能通过为陌生人干些脏活累活，来换一些吃的穿的，并在清扫大街的时候捡废品换一些小钱。

霍普 9 岁的时候，教母终于找到了他们姐弟俩，伸出了援手。但在她 13 岁的时候，教母的家庭遇到了经济困难，不得不把姐弟俩送到了公立福利院。他们在福利院生活了 18 个月，最后霍普和弟弟还是回到了教母家里，一直生活到她 20 岁出嫁。

嫁人之后，霍普在婚姻中经历了四次分离，但是家还没散，一切都在变好。这时候，霍普家的经济状况有了极大好转。

我们回溯她的童年经历时，霍普难以描绘场景，也无法放松身体，她对重新经历儿时伤痛感到非常焦虑，于是我告诉她不如略过童年阶段。

听我这样说，惠普终于能够更加冷静地尝试回溯环节。很快，她说自己成了一个年轻男人，走在 20 世纪末的城市街道上。霍普进入一个小型公寓，发现了上一世的上司。她愤怒地与对方对质，说已经看透了对方如何利用自己，如何克扣自己工钱，还扶持其他员工踩着她往上爬。

盛怒之下，霍普转身离开，头也不回地走出了公寓。虽然这一世的人生还在继续，但是她从未感到幸福，是因为她还没放下上一世被上司利用和剥削的愤恨。深刻的背叛，令她产生了深重的执念，她怨恨上司，不亚于怨恨父亲。

但是他不是父亲。霍普意识到，这个在上一世压榨和剥削她的人，转世成了她的儿子史蒂夫。

回溯治疗之后，霍普似乎对史蒂夫有了更清晰的认识。她明白了这一世自己同儿子的关系同上一世不同，意识到是自己对儿子的冒犯反应过度了。史蒂夫不再是在业务上故意蒙骗和压榨他的上司，而是一个青春期的大男孩。青春期是一个恼人的自然阶段，就算儿子在今生对她有所冒犯，也只是无伤大雅的小事。

霍普还认识到，背叛和欺骗是自己的课题，不是史蒂夫的课题。实际上背叛和欺骗在她的童年中频繁发生，而斯蒂夫在多年之后方才出生。她认识到，对前世上司背叛的耿耿于怀，不但会伤害自己，还会侵蚀今生的天伦之乐。儿子在今生的愤怒表现和不良行为，或许同霍普在前世与他对质有关。

随着霍普的治疗继续深入，她意识到自己有许多课题要解决,更加明白了焦虑和抑郁并不全怪儿子。她变得更加实事求是，也更加客观明理。要是她和史蒂夫在下辈子再次相遇，我一点都不会惊讶。

* * *

有的亲子关系会显得有些夸张出格，但其实亲子关系的深刻程度和成长潜力，恰恰同幽默息息相关。幽默是促进成长的一大要素。我记得，有一天，我在工作坊的课上讲解，人是如何为了实现最大的成长效果而选择投胎到各种家庭的。有一位母亲和她十几岁的女儿在座听讲。母女俩当时显然存在一点分歧。母亲对女儿说：

"听到没？是你选中我的。"

"是吗，那我当时恐怕选得太仓促了！"

这番对话无疑充满了幽默感，母女选择一起参加工作坊，说明两人关系很不错。

家人或者伴侣既可以单独进行回溯治疗，独自探索前世情缘，也可以共同进行回溯治疗，一起解决共有问题，或者让原本良好的关系更加美好深刻。多对伴侣或家人一起参加工作坊，相互对比回溯体验时，有时会发现彼此无意识地回溯到了同一世的人生，找到了彼此。多人回溯治疗通常能够迅速有效地改善关系，探求今生或前世问题的诱发因素，效果不亚于为了摆脱长期情感困扰或身体症状而进行的个人回溯治疗。实际上，部分心理医师已经在实践中运用前世回溯疗法来治疗伴侣和家人，结果相当成功。领养家庭和亲生家庭同样适用。我在回溯治疗中发现，不止一位领养的孩子在前世同养母养父存在羁绊。

患者未必都要通过催眠手段回溯到前世来改善家庭关系。我的患者贝琪同父亲关系不好。她的父亲生前独断霸道、苛刻冷淡，经常辱骂她，在情感上虐待她，令贝琪觉得十分缺爱。疏远冷漠的父女关系，让她在治疗中难以直面父亲。即便如此，贝琪依然爱着父亲。但是她总是把父亲当成偶像来崇拜，缺少客观准确的眼光，因而无法有效地处理亲子关系。

在催眠治疗中，我请贝琪描绘一个充满灵性的心灵花园。在花园里，父亲走向她，只说了一句话："把我当成你的哥哥。"

这一招奏效了。一旦贝琪把父亲看成同辈的哥哥，她就能够更加自在清晰地看到对方的优点和缺点，从而理解对方、原谅对方，放下所有怨恨。

这个方法效果很好，我开始用在其他有亲子关系问题的患者身上。根据弗洛伊德的理论，这样做有效消除了投射导致的歪曲现象。

* * *

共享生生世世，共享欢乐与痛苦，共享成就与绝望，共享爱意与宽恕，共享愤恨与福德，最重要的是，与其他灵魂实现无穷无尽的心灵成长，这才是灵魂伴侣的真正意义所在。灵魂伴侣通常是我们一见如故的人，仿佛在很久之前就已经相知相识。实际上，我们很可能是故交。享受拥有灵魂伴侣的满足与快乐，未必要同对方建立浪漫相爱的关系。

我们未必只能拥有一个灵魂伴侣。关于灵魂伴侣，哲学家柏拉图推崇的西方理念——能使自己残缺的灵魂变得完整的另一半，每个人只有一个——并不完全正确。虽然他人似乎可以完善我们的体验，通过分享经验，丰富拓展我们的成长历程、亲密关系，让自己欢欣愉悦，但更有可能的是，我们拥有一群灵魂伴侣。随着我们在人世中轮回，同越来越多的灵魂相遇，积累了深刻的体验，相伴的灵魂群体会越来越大，似曾相识或默契十足的对象不止一个。我们甚至可以同时拥有多个灵魂伴侣。爱人可以在一个方面圆满我们的灵魂，其他对象也可以用其他方式做到这一点，例如默契的朋友、慈爱的父母或者亲密的孩子。

在与灵魂伴侣交流互动的同时，我们自己也在不断修炼成长，在轮回中修炼提升，打破旧有习气，充分体验悲喜，超脱愤恨与恐惧。最终达到的境界，是我们自愿轮回重生去直接渡人，或者以灵体的形式从其他层面渡人。到这个境界，为了历练心性而轮回重生就不再必要了。我们可以通过奉献，从一条修行成长之路，跨越到另一条修行成长之路。

因为生离或死别而失去灵魂伴侣，并不意味着丧失修行成长的机会。一个患者最近在事故中痛失丈夫。她悲痛欲绝，认定自己痛失灵魂伴侣，从此人生了无生趣。虽然她的哀伤无可厚非，但是我们告诉她，未来的关系同样值得期待，或许也会充满爱意与激情，能够带来亲密与成长。

* * *

在漫长难舍的分离之后，同灵魂伴侣重逢是值得等待的体验，哪怕这等待有几个世纪那么久。

我之前的一个患者艾莉尔，是个生物学家。她在美国西南地区度假期间，遇到了一个名叫安东尼的澳大利亚人。他们都有过婚史，都是成熟的成年人。两人很快相爱，订了婚。回到迈阿密之后，艾莉尔说想让安东尼体验一下我的前世回溯疗法，看看他的前世是什么样子。他们两人都很好奇，艾莉尔是否会以任何形式在安东尼的回溯体验中出现。

结果我发现，安东尼是一个绝佳的回溯治疗对象，他描绘的场景非常细致生动。他回溯到的前世大约位于 2000 多年前，是汉尼拔时期的一个北非地区部落。这个部落的文明程度很高，族人肤色白皙，不但掌握了冶炼黄金的技术，而且能够让液体燃料漂浮在河面，当成武器使用。安东尼是个 25 岁左右的年轻人。此时，他的部落遭到人数更多、肤色较深的临近部落族人的侵略，战争持续了 4 天。

敌方部落曾经向安东尼的部落请教用兵之道，却在学成之后发动了侵略战争。十万敌人手执剑斧，身系绳索，抢渡宽阔河流，来势汹汹。安东尼和族人在河流的这一侧泼洒、点燃液体燃料，希望能在敌人到岸前充分展现杀伤力。

为了保护妇孺，首领安排大部分妇孺躲到几艘大船上去。船上扬起紫罗兰色的风帆，飘荡在大河中央。安东尼心爱的未婚妻，大约十七八岁，也在船上。但是，液体燃料失控了，船只燃起了火，许多女性和孩子葬身大火之中，包括安东尼的未婚妻。

这场悲剧使得部落军心大乱，很快落败。在残酷的白刃战中，安东尼是少数侥幸逃脱屠杀的幸运儿之一。他躲进一个通往部落的藏宝密室位于大型寺庙下方的密道，最终得以逃生。

安东尼在密道里发现了另外一位幸存者，是他的部落首领。首领命令安东尼杀了自己。安东尼作为忠诚的战士，不得已遵从了命令。首领死后，安东尼独自一人待在漆黑的寺庙里，在金箔上写下自己族人的历史，把金箔封存在大瓮里。他最后死在这里，死于饥饿，也死于失去爱人和同胞的悲伤。

还有一个细节是，他前世的未婚妻转世成为艾莉尔。2000年后，两人再次重逢，相知相爱。最后，这场久违的婚礼终于圆满举办，皆大欢喜。

当安东尼结束治疗走出我的办公室时，他和艾莉尔仅分开了短短一个小时，他们的重逢如此沉重，令这短暂的分离仿佛持续了2000年之久。

最近，两人结婚了。他们的遇见突兀而热切，看似只是巧合，现在却有了全新的意义。两人情意绵绵的关系充满了再续前缘、共享奇遇的意味。

安东尼和艾莉尔计划前往北非旅行，尝试找到前世的家园，探索前世的其他蛛丝马迹。他们知道，无论找到什么，都会令彼此身上的奇遇更加富有魅力。

第六章

疗愈内在小孩

“疗愈内在小孩”的议题近来颇受关注。心理学家约翰·布拉德肖通过一个著名实践，宣传了内在小孩治疗法。他请一个为人父母的成年人在身体放松、轻度催眠的状态下回溯个人成长历史，探索自己心中埋藏的那个委屈、困惑、脆弱的小孩。内在小孩治疗法源于精神分析疗法。在传统心理治疗的自由联想过程中，经常会出现对创伤性儿时记忆的强烈情感宣泄。前面讲过，患者恢复记忆和宣泄情感的治疗过程，治疗师称之为精神发泄法。治疗性改变与临床疗效会随着治疗而出现。

人际沟通分析（TA）理论完善了恢复被压抑或被遗忘的痛苦童年回忆的精神分析概念。在《我好，你好：了解自我、改变人生的人际沟通分析》一书中，人际沟通分析理论的创始人心理学家伯恩博士表示，“每个人都曾经年幼，心里存在对早年创伤体验的固着点，过往创伤会在特定情况下被激活……通俗地说，每个人心里都有一个内在小孩。”

儿时留存的痛苦，成年后通常会表现为多种症状，包括罪恶感、羞耻感、抑郁、低自尊、自毁行为等。成年人展现出噘嘴、闹脾气、寻求过度关注等幼稚行为的时候，就说明内在小孩被激活了。如果未能意识到这些激活机制，成年人从小就存在的适应不良行为会伤害自己或损害他人，尤其容易受害的是成年人自己的孩子。举个例子，惯于虐待孩子的父母，通常从小就遭到父母的虐待。弗洛伊德派的心理治疗师把这种现象称为“强迫性重复”。布拉德肖称之为“自发性年龄退化”。

人际沟通分析理论将人格分为三种：“儿童”（内在小孩）、“成人”（客观理性的人格）、“父母”（父母的内化或父母形象的相关想法、感受、行为）。在人际沟通分析治疗中，儿童、成人、家长三者之间会展开实际对话，在此过程中由患者自己扮演不同的角色。

另一种略有不同的疗法，称为心理剧疗法。为了探索童年留存的恐惧和脆弱，在治疗过程中增加了更多角色。例如分身——一个人观察言辞、行为、肢体语言，在其他人扮演儿童、成人、父母等人格时，负责点评解说。多个参与人员在扮演的同时，也可改换角色，呈现戏剧化的遭遇，体验痛苦的儿时回忆被唤起时出现的强烈情绪释放。

布拉德肖将人际沟通分析理论和埃里克·埃里克森（Erik

Erikson）的人格发展理论相结合，通过这种方式，准确找出问题，针对特定的童年阶段选用相应治疗方案。上述所有治疗术以及其他同我们的内在小孩开展对话的各种方法，享有一个共同主线，就是回忆起童年的痛苦感受，并且释放情绪。在内在小孩治疗法中，对于治疗从小在功能失调、打骂虐待、酗酒、滥用药物的家庭中长大的成年人，一个行之有效的常用方法，就是在患者处于放松状态时，唤起其童年回忆。

有时候，我们利用关键词来帮助患者把注意力集中在几个最惨痛的童年回忆点上。有时候，创伤无处不在，患者处在父母或其他至亲日夜不停的辱骂中。扬弃这种负面的心理程式，是治疗过程中的一大关键。

举个例子，在放松状态下，令成人回溯过往，寻找自己的内在小孩，去回忆、描绘童年的居所、家人、幼小的自己。让成人用丰富的见识和宽容的成熟心态和小孩对话、讲理，拥抱小孩，承诺去保护小孩，带领小孩走出充满伤痛的环境，回到现实时空中来，从某种意义上说，就是去拯救这个孩子。

在理论上，随着小孩的遭遇越发明朗，人对童年创伤的反应会有所变化。这个过程称为重构，类似于重新书写人生剧本，重新改编剧情。但愿内在小孩得以明白，父母行为失调不是自己造成的，从而宽恕父母，或者至少理解为什么父母的行为如此荒谬，让成人就此成为自己内在小孩的慈爱父母。

当然，过往事实已经无法改变。唯一能够改变的是成人对这些事实的内化反应。他们能够放下痛苦，宣泄伤痛，让童年的伤口愈合。这个方法效果强大，可以作为疗愈心灵的第一步。

但是有时候，对童年伤痛的情感宣泄还远远不够。有时候，案例会牵涉多段童年回忆。有时候，伤痛的根源埋藏在更加久远的过去。

* * *

琳达今年 35 岁，是个楚楚动人的律师，在宾夕法尼亚州中部的一个小镇里生活，同对她施行精神虐待的丈夫离了婚。她走进我的办公室，穿着漂亮的藏青色套装和开领衬衫。除了一个大大的钻戒，她没有佩戴其他首饰。琳达淡定自若，充分展现了成功职场女性的风采。在第一次会面治疗中，我听琳达回顾了她的成长史，对她经历的暴虐童年感到惊讶。没想到，在她云淡风轻的外表下居然埋藏着火山爆发般的震耳爆鸣。

琳达没有 8 岁前的记忆，想不起来小时候父母的模样，但是她还记得父亲是怎么用皮带、拳头、衣架、木头横梁揍她的。父亲经常掐她的脖子，用难听的话骂她，当时她还只是个小姑娘。琳达的妈妈说，琳达很小就开始挨揍了。有时候，妈妈也会一起打她，用指甲狠狠挠她。还有好几次琳达遭到叔叔的性骚扰，且都是在父母知情的情况下发生的。

开始评估琳达幼年遭受的虐待等级时，我感到一阵恶心。琳达乖巧懂事，小小年纪就承担起了母亲的职责，照顾年幼的弟弟妹妹，努力保护他们免受虐待。结果她承受了大部分来自父母的打骂。琳达好几次打电话向儿童福利局求助，希望政府部门能提供干预，保护弟弟妹妹，但是没有用。

父母对所有指控拒不承认。社会调查员离开后，父亲几乎把琳达揍到不省人事。

十几岁的时候，琳达患上了哮喘病，极度畏惧窒息，受不了在脖子上穿戴任何物品，首饰、围巾、高领毛衣，全都不行。小时候，她所有衣服的领口都被拽得松松垮垮，没有一件衬衫的扣子能够扣得上。

琳达好几次尝试离家出走，但是无处可去。最后，她只能离家去上大学，早早结婚嫁人，这样就再也不用回家了。

在第一次会面治疗中，我尝试梳理琳达的惨痛历史，但是她记不清小学四年级之前的情景。对此我一点也不惊讶。对于如此暴虐惨痛的儿时过往，忘却是一种仁慈。但是琳达一点也不幸福，她心中充满恐惧，饱受噩梦、恐怖症、恐慌发作的困扰，而且极度恐惧窒息，恐惧任何人或任何物品触碰她的脖子。

我知道，我们要深入探寻她的过往。

我给她一盒录音带，让她回家听，一面是放松冥想的内容，另一面是回溯催眠练习的内容。我用声音引导她完成两种练习，告诉她可以自由选择听哪一面的内容，如果录音带让她觉得过度焦虑，或者出现负面情绪，打电话给我就好。

回到家后，她每天都会听磁带两面的内容。磁带录音让她觉得无比放松，每次听磁带都会睡着。但是各种症状和恐惧依然困扰着她。

琳达寻求第二次会面治疗，热切想要尝试催眠，很快进入了适度的恍惚状态。我引导她回到童年，琳达现在可以回忆起小学四年级的更多情景，例如上课的教室、和蔼的老师。她终于想起来自己 8 岁的时候，父亲的脸长什么样。她开始抽泣。我治疗她的内在小孩，让她的成年人格去拥抱、安慰、对话、拯救脆弱的 8 岁琳达。琳达的内在小孩充满了恐惧，但也感到轻松与感激，得到了抚慰。她努力去理解、宽恕父亲。

我运用多年积累的技巧去帮助她释放恐惧，从成年人的角度看待事物。我采用约翰·布拉德肖和其他心理学家的手段来疗愈琳达脆弱、受惊的内在小孩。我同她谈天说地，促膝谈心，体察她的情绪，为她投射光明和爱意，陪她一起掉眼泪，为她分析问题，共感理解，为她重构内心叙事。整整 60 分钟，我们都在净化琳达的童年回忆。从催眠状态中恢复的时候，琳达感觉有所改善。

现在琳达又可以开始唱歌了。她向往在唱诗班里咏唱圣歌，但她从小就唱不出来。她的回忆变得更加平和美好，焦虑不再那么严重，情绪也有所改观。但是琳达的生活中依然充满了恐惧，她依然畏惧窒息，无法忍受脖子被物体环绕的感觉。哮喘的问题依然存在。

我们还有更多任务要完成。

在第三次会面治疗中，我采用快速诱导催眠法，在 30 秒内令她进入深层催眠状态。琳达立刻啜泣起来，扭动着脖子。

“有人在扯我的头发，拽我的脑袋！”她尖叫道，“他们要砍掉我的头！”

琳达直接进入死亡体验。我原来以为她在法国，但是她说自己在英国（我当时很困惑，因为我以为只有法国存在斩刑）。当天晚上，我查阅了相关资料，发现在一段相对短暂的历史阶段，英国、苏格兰及其他许多欧洲国家都曾实施斩刑。

琳达在恍惚状态中，亲眼看到自己被斩首。她说自己在前世有一个 5 岁的女儿，也在围观的人群里。斩首之后，琳达的头被塞入一个粗麻袋，抛到附近的河里。我们又经历了好几次死亡场面，琳达每次都变得更加淡定一些。最后，她终于可以冷静描述发生过的一切。不得已抛下年幼的女儿，她感到非常心痛。

过了一会儿，我看到她眼皮颤抖，眼珠转动，似乎在扫视什么。突然，她又呜咽起来，猛烈地左右甩头。

“他来了！我父亲来了！”我知道琳达指的是今生的父亲。回溯治疗结束后，琳达确认了这一点。“他是我前世的丈夫，一手谋划了我的死刑，好摆脱我，和另一个女人在一起。是他害死了我！”

现在琳达明白了，为什么母亲会说琳达似乎一出生就讨厌父亲。父亲抱她，她就大哭大闹，父亲放下她，她就安静下来。现在她终于懂了。

琳达在这次会面治疗中，还回忆起了另外两世的情况。

几百年前，她是个意大利女人，幸福圆满地嫁给了今生的祖父。她清楚地看到自己坐在自家船上，穿着白色连衣裙，深色的长发在微风中摇摆。她同祖父的婚姻充满爱意，在这一世过得幸福美满，最后寿终正寝。

在第三次轮回中，她看到自己在一个大农场里，农场里有成堆的干草和一个风车。她是一个老太太，有一个大家庭。

我问琳达，在这些轮回中学到了什么。“不要去仇恨。”她身处超意识的更高境界，很快回答道，“我要学会宽恕，放下仇恨。”

仇恨的力量和对暴虐父亲的怨恨令她陷入这一世的轮回，结果非常惨烈。幸好她回想起了一切。她的心伤终于开始愈合，她也终于明白，为什么自己一出生就排斥父亲，也明白了为什么父亲是罪恶、羞耻、暴力的源头，一而再，再而三地虐待辱骂自己。她终于可以宽恕一切了。

在回溯治疗结束后，我请琳达扣上衬衫最上面的一粒扣子。她毫不犹豫地照做了，没有顾虑，没有恐惧。

她的心病终于得以疗愈了。

我们一共进行了三次会面治疗。痊愈之后，她再没复发过，就连哮喘病也几乎没了踪迹。

第二次会面治疗细致深入，主要目的在于救治琳达的内在小孩，是非常重要的环节，而且卓有成效。但是回溯到遭遇斩首的那一世，才是最终实现疗愈的关键。

在琳达的案例中，内在小孩疗法效果显著，确保精神发泄法能够发挥引领治疗的作用，在前世回溯疗法中，实现最充分、最显著的效果。在今生的童年所遭受的精神创伤，有时同前世遭遇的精神创伤有所不同。前世的遭遇，或许会成为今生童年苦痛的真正源头。再次经历这些问题的根源，就能够疗愈今生的内在小孩。

* * *

劳拉今年 25 岁，是一家精品店的经理，存在多种症状，患有间歇性抑郁症，曾经长期饮食失调。她定期向戒食会等治疗组织寻求帮助。但是困扰劳拉最深的问题，就是自己小时候是否遭受过性虐待。劳拉对这件事一点也记不清了。她只隐约有一点身体记忆，似乎有个大人触碰过她。

在自我历史介绍环节，劳拉说自己同父母的关系冷淡疏远。间隔很长时间，才会同他们交流一次。她一跟父母说话，双方都会觉得焦虑难受，简直就像“要被淹死了一样”。关于她的过往，我们还发现一个更加重要的细节——每次劳拉尝试回忆童年的时候，她的脑海中都是一片空白。她完全没有童年记忆。

我们决定先着手处理这个症状，但要首先唤醒前世记忆。她在几个月前参与了我的工作坊，当场感受到了前世记忆，然后决定寻求个人治疗，进一步探寻自己的心理问题。

在工作坊的多人回溯催眠环节中，劳拉回忆起前世的自己是一个 13 岁的法国男孩，随身带着弓和箭。她被其他人一箭穿胸，当场死去。她认出来，前世的祖母就是她今生的母亲。在另一世，她是伦敦的一个流浪汉，靠扒窃为生。在又一世，她是一个 15 岁的小姑娘，生活在 16 世纪的西班牙。

在位于西班牙的前世，劳拉因为救治村里的一个男孩而被当成女巫，被处以火刑。她认出来，当时宣判她死刑的法官，就是她今生的父亲。这些回忆没能伤害到劳拉。得知自己的灵魂永恒不朽，让她感到自由快乐，意识到问题有望解决，抑郁之苦也似乎没那么沉重了。

第二次会面时，劳拉依然无法唤起童年回忆，但她仍然想要挖掘自己问题的根源。鉴于劳拉在工作坊上非常成功地回溯前世，我们认定前世回溯疗法就是治疗劳拉最简单易行的方案，我们应该采用前世回溯疗法处理她的问题。

劳拉再一次唤起了幼年的濒死回忆。这一次，她成了一个 14 岁的小男孩，生活在 15 世纪的法国，家境富裕殷实。父母经营着一个苹果园。不幸的是，致命的传染病席卷全国，感染了她家的果园。但是，家里人完全不知道染病的苹果会害死人，并未做错什么，却让劳拉染病而死。劳拉认出来，前世的父母还是她今生的父母。

劳拉从催眠状态中苏醒之后，我们回顾了她的前世经历，看到了愤怒、爱意、宽恕。劳拉必须宽恕前世的父母，因为他们不是故意害死她的，她必须放下这份愤怒。

回家之后，劳拉播放了我给她的录音带，自行放松身心，尝试回溯过往，探寻源于童年的心理问题。她在冥冥之中，得到了灵性启示，明白了这段经历的意义在于学会掌握平衡，保持适度，实现和谐。她在轮回重生中饱受失衡紊乱之苦，现在终于变得凡事耐心，对人慈爱。直觉之心告诉她，这些经历就是获得真正智慧的基础。

在这次回溯治疗之后，僵局终于被打破了。劳拉今生的童年回忆开始浮现。她对遭受的虐待虽然印象短暂，但是异常鲜明，难怪会被封锁在心底。她确实遭到了爸爸和叔叔的性侵。从两岁起，他们就开始猥亵劳拉。最糟糕的是，劳拉记得妈妈始终知情，但是坐视不管。

种种不快的回忆，尤其是母亲冷眼旁观的回忆，在短时间内加重了劳拉的症状和困扰。过了好一段时间，她才得以整合治疗中的体验和情绪，然后开始宣泄愤怒，自此饮食失调问题得以迅速好转。

劳拉终于能够冷静客观地看待父亲和叔叔的兽行。她明白了父亲在更早的时候就开始折磨她，虽然在前世并未刻意虐待她，但是害她被处以极刑。因此，父亲对寻常父女之间的界限观念模糊。前世的纠葛令他对女儿产生了不同寻常的性欲。她在轮回重生之中，看透了父母并不能使她免受死亡贫穷之苦，懂得了心怀慈悲，变得耐心明智。

劳拉同父亲的前世纠葛，在今生体现为典型的虐待关系。在前世威胁或伤害对方的施虐者，通常在今生也会跨越界限，打破乱伦禁忌。双方之间维持安全健康关系的关键界限似乎被削弱、被践踏，令彼此难以逃脱陷入虐待、折磨、抛弃的新一轮桎梏。这并不意味着虐待关系的受害者活该受虐，或者自找受虐，或者注定在既定的人生模式中不断轮回。人总有自主选择的余地。反复无常的境地会创造出特殊条件，加速心灵和灵魂的成长。人可以战胜诱惑，获得启示。

重要的是，劳拉在了解前世背景之前，并未唤起任何童年记忆。她在触及更高境界之后，今生痛苦的儿时回忆才浮出水面。只有这样她的内在小孩才能得到抚慰，这样才能实现精神发泄，从而开始疗愈心灵。

劳拉的饮食障碍有所缓解，尽在我们的意料之中。虽然体重仍在缓慢下降，但是劳拉摆脱了暴饮暴食的恶性循环。她的抑郁症也有改善。她偶尔见见父母，尝试修复亲子关系。她对会见父母的焦虑大有减少。与自身病症艰苦斗争多年，遍寻治疗方法之后，劳拉终于找到了见效快速、效果持续的治疗方案。

* * *

虐待儿童的案例在美国的发生率高到吓人。大约 1/3 的女孩和 1/5 的男孩曾经在幼年遭到性虐待。前世回溯疗法之所以对于疗愈过程重要，是因为它不但提供了一种快捷、安全的方式来释放、净化相关经历，而且提供了一种更宽泛的情绪和灵性框架，来处理、整合治疗过程中释放出来的回忆和情绪。前世回溯疗法为受害者提供了全新抓手来探寻、理解自身的经历。

在训练有素的治疗师手中，运用前世回溯疗法来应对遭受性虐待的经历不算危险。治疗过程中，受害者无须顾虑再次体验痛苦压抑的回忆。根据我治疗与劳拉有类似经历患者的经验，在这种情况下，再次经历相关回忆给人的感受往往是解脱。治疗令患者得以抚慰今生的内在小孩，成年生活中的许多方面都能实现改善，尤其是人际关系。

封锁性虐待的记忆，会对人在成年关系中寻觅快乐满足和亲密关系的能力构成重大挑战。遭受性虐待的儿童长大成人后，通常会倾向于逃避建立亲密关系，从而在象征意义上避免再次遭受埋藏的伤痛。这种倾向的另一种表现，是女性通过肥胖来掩盖外貌吸引力，从而在象征意义上避免再次遭受性伤害。这一点，我们将在下一章中继续讨论。

南加州大学医学院精神病学系教授约翰·布里埃博士表示，童年遭受性虐待的成人患者一再向他传达的最为痛苦的一种认知就是，“知道爸爸为了自己而伤害我。爸爸会为了自己的需求而牺牲我的需求”。布里埃博士发现，童年遭受性虐待的受害者“不敢去依靠慈爱的抚养人，认为自己永远得不到回应”。孩子会觉得一个“‘看起来’很好的人很可能会变‘坏’”，这样就瓦解了信任感。

华盛顿大学医学院精神病学教授戴维·科温博士发现，童年遭到父亲性侵的经历通常会导致受害女性产生深刻的剥夺感，自尊严重受挫，结果是“种种后果和态度都削弱了女性保护自己、捍卫自己生而为人理所应当要受到尊重、获得关爱的权利”。这样的女性会“为了保护心中理想的父亲形象而认为自己很坏”。心理治疗可以“帮助童年遭到虐待的受害者‘抛却’负面的自我概念，成为完全意义上的幸存者”。

除了发生在今生或者童年时期的受虐经历，前世的受虐经历同样会影响今生的人际关系。

* * *

艾米丽今年 43 岁，因为“不真实的恐惧”而向我寻求治疗。她患有焦虑和惊恐症，恐惧被遗弃和丧失，极度厌恶性行为，结果她的夫妻关系非常糟糕。她害怕同丈夫分享人生。不用说，这样的感受必然在夫妻关系中导致诸多矛盾。艾米丽上高中的儿子最近在车祸中丧生，她还没走出伤痛。艾米丽加入了匿名戒酒者协会，她目前表现良好，从来没有复饮。

在前世时，艾米丽是一个深发色的女人，穿着红色连衣裙，在舞会上同一个年轻男人陶醉地跳舞。他就是艾米丽今生死去的儿子。

在这次会面治疗中，第二段关键回忆是艾米丽转世为一个年轻穷困的母亲，生活在希律王统治时期。当时希律王刚刚下令屠杀两岁以内的所有婴儿。艾米丽企图把哭闹的孩子藏起来，不让皇家卫兵发现，结果意外闷死了儿子。

艾米丽的另一个痛失儿子的前世在中世纪时期。这一世，她转世成为儿子的姐姐，姐弟二人感情非常亲密。弟弟却在一场战争中在马背上被利剑斩杀，她和父亲都为此悲痛欲绝。父亲从此一蹶不振。艾米丽嫁给一个富人，希望借此逃离父亲和两人共有的悲伤。然而，婚后丈夫同她做爱时，完全不顾她的感受，动作粗暴残酷，毫无快感可言，这样的身体关系令艾米丽充满畏惧，同时让她生下了三个儿子。

在第二次会面治疗中，艾米丽在前世中转世为一个迷人的法国吉卜赛女郎，生活在19世纪中期。她要养活好几个孩子，只好出卖肉体为生，为此饱受鄙视。虽然有几个恩客对她颇为怜惜关照，但是其他男人都对她暴力蹂躏。在一次格外悲惨的遭遇中，几个男人对她一边凌虐，一边辱骂，甚至还朝她吐口水。

等她年华老去，孩子长大成人，不再依靠她生活，艾米丽染上了酗酒的恶习，最终自杀身亡。

在这次会面治疗之后，艾米丽终于得以把今生的众多议题联系起来。意识到自己在前几世都同儿子相知相识，艾米丽终于得以从痛失爱子的无尽伤痛中走了出来。

对她来说，对孩子的爱是一个深刻的主题。艾米丽在一家医院的儿科病房工作，同时也参与关爱儿童的志愿服务。

另一个主题是性虐待和残酷行为。艾米丽明白了，她在今生厌恶性行为的原因根植于前世。她在几次轮回中看到，性基本上是用来表达侮辱、强加痛苦的手段。她还意识到，对射精的极度厌恶，同自己在19世纪巴黎的前世中遭遇的，被人吐口水的耻辱经历密切相关。艾米丽终于得以化解部分对性爱的恐惧。她明白了，恐惧是确保今生免受不必要痛苦的一种自我保护，而这份痛苦早已经是前尘往事。

这个认知令艾米丽的心伤开始愈合。艾米丽接受了好几年的传统精神分析治疗，但是症状一直没有好转。这不是心理分析师的错，而是治疗思路还不够开阔的缘故。艾米丽的问题根源不仅限于今生的遭遇。要想疗愈心灵，对前世回忆和伤痛的探寻是必不可少的。从这个意义上说，运用前世回溯疗法来处理受虐经历，无非是对精神分析思想的一个拓展和补充，将心理治疗引领到一个更加广阔的领域。

目前，艾米丽对性的恐惧正在逐步消散。她的夫妻关系虽然还算不上完美，但至少不再剑拔弩张。这样的关系有许多好处，艾米丽能够更加客观务实地评估优点和缺点。即使她决定另寻伴侣，也不会再畏惧同另一个男人建立未来关系。

前世的阴影已经消散。她对同男性产生性接触的恐惧也在消退。无论艾米丽对婚姻关系做出什么选择，前世的回忆都能令她做出更加明智的选择，不再把自身的恐惧投射到婚姻之中。

* * *

一旦唤醒回忆，疗愈也随之开始。艾伦·巴斯和琳达·戴维斯的著作《治疗的勇气》是一本不可多得的好书，记录了部分典型的疗愈模式。一切都始于决定疗愈自己，勇敢寻求帮助。

同劳拉一样，遭受虐待的回忆浮现之后，受害者通常只有部分或阴暗的回忆。就像艾米丽一样，她们饱受症状困扰，无法建立亲密关系。所有案例都表明，受害者总是感到惶惶不安。

如前所述，进行回溯治疗之后，遭受虐待的回忆通常会变得更加容易唤起。受害者会开始意识到，自身的睡梦和浮想之中的恐怖要素，以及这些难以捉摸的记忆片段，实际上都和深刻的童年创伤或前世创伤相关。

接下来的一个治疗阶段，是让受害者接受遭受虐待的记忆是真实的。这是治疗的关键。通过前世回溯疗法探寻童年或前世的遭遇，非常适合让患者接受这类回忆。患者能够鲜活地看到、感到自己的经历，同时备感安全，随后在受到妥善保护的治疗状态下整合自己的记忆。因为在回溯治疗中唤起的回忆和情绪鲜明强烈，患者会明白这些都是记忆，不是幻想。这种强度的体验会抵消否认的心理防御机制。《你的误区》（*Your Erroneous Zones*）的作者韦恩·戴尔（Wayne Dyer）博士说："只要相信，就能看到。"他提示我们，思想上的接受通常比情绪上的接受要延迟一步。但是对许多患者而言，还是"眼见为实"。在回溯治疗中看见前世经历，确实让许多原本倾向于否认的患者更加轻松地接受了自己的过往，从而加快治疗进度。

童年时遭受过虐待的患者，通常要经历另一个治疗阶段——对自身经历感到羞耻、为参与禁忌活动而感到羞耻的阶段。但是通过回溯治疗，唤起相关记忆的患者都能够更加轻松地整合事实，认同幼童绝对无法为成年人的行为负责。前世的记忆有助于解释为什么自己同至亲既定关系中本该不可逾越的界限会被打破，因此也有助于消除羞耻感。

这就将我们引入到愤怒——一个带有强烈感情色彩的话题。童年时遭受过虐待的患者通常会对施虐者感到愤怒，这是我们在治疗中鼓励他们去体验的一环。感受这种愤怒既是治疗的一部分，也是必然要去跨越的一环。我在进行回溯治疗的过程中发现，愤怒通常会很快转化为理解。在我的实践中，这一阶段通常相对短暂。

至于为什么会这样，我并不完全确定，显然有待进一步研究。或许是前世今生的体验把受害者带到了更高境界，让他们更快地平静下来，或者是前世回溯疗法的灵性要素促进患者更快成长、更快痊愈。

自从著名心理学家伊丽莎白·库布勒·罗斯博士把悲伤划分为五个阶段以来，业界就假定一个人必须充分彻底、有条不紊地经历过这 5 个阶段，才能实现完全疗愈。但是并非每个人都要按照固定的时间顺序去经历每一个疗愈阶段。比如说，治疗师或许认为，有必要为患者留下一段较长的时间，让对方充分表达愤怒，但实际未必如此。在前世回溯疗法中再次感受前世轮回的所见所闻，移情共感之后，患者有时会很快进入理解阶段。确实有必要为这类疗法准备一些特殊操作，从而绕过愤怒表达阶段。

无论进展快慢，不妨鼓励患者按照自己的节奏来走。既然能够在一个小时、一天或者一周之内就摆脱愤怒，为什么还要耗费几个月时间去体验愤怒？劳拉和琳达的案例表明，前世回溯疗法实现的理解心态，能够消除愤怒，更快地疗愈创伤。

这并不等同于承诺有“快速解药”，或者对更加适合以较慢节奏开展治疗的患者和治疗师表示“斥责”，只是为曾遭受虐待的患者提出另一种选择方案。

一旦理解自己的愤怒之源，就能选择随时释放愤怒。如果乐意，也可以选择暂时隐忍不发，然后在任何适当的时候予以释放。选择权在自己手中。对于疗愈和成长，每个人都有自己独一无二的完美节奏。

通过回溯治疗唤醒今生或者前世受虐记忆的患者，不会忘却愤怒的相关回忆，但似乎能够更快地宽恕自己，也宽恕他人。深层次的宽恕，似乎通常是受虐的历练所带来的灵性启示。

* * *

洛林在寻求治疗之前，就明白宽恕是自己要做的功课。她今年 37 岁，是一名行政岗的大学教授。她来到我的办公室，痛陈父母在她年幼时是多么不称职。母亲患有严重的类风湿性关节炎，这使父母再无更多精力关爱她，洛林觉得父母对她冷酷无情。更糟糕的是，洛林的父亲在她 6 岁时因心脏病发作去世了。

洛林觉得，自己同父母的疏离关系和父亲的去世令她难以亲近他人，也难以宽恕自己和他人。她害怕一旦接近他人，就会失去对方，或者对对方产生怒气。母亲在怀她的时候使用过己烯雌酚，受这种激素影响，洛林担心自己不孕，这进一步加重了她对亲密关系的畏惧。

在回溯治疗中，洛林回忆起她在古希腊的前世。她今生的父亲在前世依然是她父亲，对幼小的她实施了性虐待。最终，丑事败露，父亲被逮捕了。洛林猜想他可能被统治者论罪处死了。重要的是，在前世，洛林的父亲也是在她 6 岁那年抛下她的。

虽然心怀愤怒，但是洛林觉得前世的父亲是因为自己而被判处死刑的，觉得十分内疚。洛林意识到，她在今生对父亲怀有的情感，不仅有愤怒，更有因为愤怒而产生的内疚，遭受性虐待早已是前尘往事，她必须宽恕自己，也宽恕父亲，这样才能放下愤怒。毫无疑问，洛林之所以无法在其他关系中宽恕他人，同她在前世遭到了父亲的虐待密切相关。

洛林还意识到自己要宽恕父亲两次在年幼时抛下自己。她正在努力去宽恕，对今生的父女关系感觉好多了。被抛弃的怨恨和愤怒在她心中逐渐消散。她开始明白，心脏病发作和因为虐待儿童而被逮捕处刑是不一样的。她得以更加清晰地看待父亲的人生模式，她也看到，今生的父亲经历的许多事情，其实是在前世虐待她的业力报应。她相信，在某种程度上，父亲在前世虐待她，今生就要在她 6 岁时再次被迫离开，作为对前世罪孽的偿还。其实父亲一点也不想抛下她。她看到今生的父亲，同古希腊前世相比，人品处事已经大有长进。这也是一种疗愈。洛林对父亲艰难的修行之路备感同情。

洛林之所以能够去理解、去宽恕，主要是因为看到了父亲的命运轮回。只要宣泄愤怒，用宽恕替代愤怒，为过往的痛苦事件构建一个总体目标或逻辑，就足够实现疗愈效果。这样的过程虽然未必符合逻辑，但是我自己多次亲身验证有效。

洛林不再像过去一样畏惧亲密关系，因为她知道，父亲的遗弃和虐待发生在特定的情况下，不是她自己的缺陷或不足导致的。因此，她没有理由认为其他人也会抛弃自己。

* * *

梅赛德斯是一位 40 岁的单身女性，她的经历同许多患者相似。她向我寻求治疗，说自己紧张焦虑、经常做噩梦、头疼。梅赛德斯是一位成功的商界女性，年轻时在教区学校念书。她在许多领域实现了灵性开悟，有多年冥想经历。她告诉我，冥想的时候，她有一种奇怪的症状，脑袋会不自觉地偏向某一侧，似乎在防备着什么。

在多次会面治疗中，我们尝试了各种传统疗法，但是均收效不大。最后，梅赛德斯决定尝试一下前世回溯疗法。一开始，她回顾了今生的童年经历，唤起了一段充满伤痛的记忆。她被醉酒的粗暴父亲猥亵了。父亲在 10 年前就已去世。在这次治疗中，她发现父亲强迫自己口交，自己扭头躲避，万分恶心。原来她总在冥想中侧头，就是因为这个缘故。

梅赛德斯依然记得她当时感到羞耻困惑，父亲结束兽行，回到母亲那里去的时候，她有一点生气，也有一点沮丧。不幸的是，遭受虐待是她作为孩子唯一能够得到喜爱或关注的机会。每当梅赛德斯回想起受虐经历，最强烈的情绪并不是恐惧，而是厌恶，这才是她最强烈的感受。当时的她似乎已经相当习惯这种事。显然，这种虐待行为已经持续了相当长的一段时间。

在后续的会面治疗中，梅赛德斯唤醒了自己遭到妈妈躯体虐待的记忆。母亲经常殴打她，痛打来得无缘无故，毫无预警，令她整天战战兢兢。这下梅赛德斯终于明白，自己为什么不信任女性。

她还想起了 1 岁在摇篮里的时候，父亲爱抚她的情形。这是非常早年的记忆，但是她清楚地记得，自己同父亲是多么相爱，哪怕父亲虐待她。这一点让梅赛德斯感到极度困惑。

在下一次会面治疗中，梅赛德斯回溯到了前世，那一世她是中世纪欧洲的一名 26 岁女性。她是一个奴隶，被墙壁上的铁链锁在城堡的厨房里，在这里终日劳作。在这一世，只要铁链被解开，就是要把它送到城堡里一间上锁的房间里，供一个男人发泄性欲。每次遭遇之后，梅赛德斯最鲜明的感受就是厌恶，这同她对深爱她、虐待她的父亲的感受别无二致。

这次会面治疗后，梅赛德斯大感宽慰。她对自己的性观念和性偏见有了更加深刻的理解。梅赛德斯同许多幼年遭受虐待的患者一样，很难建立亲密关系。她很享受性爱，但是对她来说，性接触只是无关感情的行为，和亲密没有半点关系。这次回溯疗法之后，她感到更加快乐，充满希望。她终于开始理解自己的前世今生，同前尘过往和解，开始期盼未来。

在梅赛德斯的案例中，最有趣的一点，在于她姐姐的经历。梅赛德斯有两个姐姐，但只有其中一个遭受过父亲的虐待。另一个姐姐，家里的二姐，却安然无恙。

一种可能，是在今生未遭侵害的孩子，在前世也没有遭到父亲的虐待或侵犯。他们之间的羁绊，或许存在于其他层面，关乎其他行为、启示或者境遇。

* * *

“因果报应”的说法时常为人提起，意思是因果循环，报应不爽。前世的因，就是后世的果。这种说法不是完全准确。我认为上述种种经历，未必就是前世的惩罚，也不一定是来自前世的启示或习气。一个人选择投胎到某户人家，或者投身某种境遇，并非意味着自愿遭受虐待，但是的确表示自愿探寻某种启示，或者某种修行。我们拥有自我意志去获取某种启示或修行，其他人也选择同我们共享某一世的人生。就算自愿扮演家庭中的某个角色，也未必会遭到虐待。修行的一部分是学习避开最伤人、最有害的人生之路。成长既可以是轻松快乐的，也可能是充满艰辛的，二者之间有许多层次差异。

遭受虐待的可能性确实存在，但不是必然发生。从这个意义上说，每一个家庭就好比是微型的交互世界或者宇宙，是小型的情感和灵性生态系统，时时刻刻都在相互作用和反复调整。这样说来，我们就比较好理解，为什么虐待关系会存在于某些特定的家庭成员之间。

前世回溯疗法有助于增进人对重大议题和复杂广泛态势的理解。阴影盘踞之处，记忆变得模糊不清，不知道为何充满悲伤，也不知道该去宣泄什么情绪。只有唤起适当的记忆，遭受虐待的受害者才能真正做好准备，积极迎接未来的成长。

领悟种种道理、习气、缘由之后，我们才能感受到人们所说的福德。领悟福德，让我们得以超脱传统概念上的因果报应，不再陷入冤冤相报的老一套剧情，让我们免于重复曾经不良习气，免于经历苦痛。我们迈向更高层次的境界，享受和谐快乐的人世轮回。

最后，处于虐待关系中的受害者要记住，即使身处困境，灵魂也会永不受损，永生不灭。

了解你自己，探索内心，看清自己，去了悟世事，获得智慧，去变得愉悦平和，这就是前世回溯疗法的精髓。

第七章

把恐惧转化为爱意

凯西今年 38 岁，是一名企业高管，来找我治疗焦虑症状。她极其畏惧开车，而且越来越严重，一上高速就会恐慌症发作。有时候，哪怕作为乘客，她也会感到恐慌。

恐慌发作时，凯西会出汗、心慌气短、全身颤抖，视线变得“模糊”。找我看诊的时候，凯西极度恐惧车辆失控，乘车上高速的时候必须服用镇静剂。

凯西尝试过心理疗法和生物反馈法，但是没能消除症状。神经系统评估的结果也是正常的。二尖瓣脱垂是一种心脏疾病，通常和焦虑发作相关。凯西并未罹患这种疾病。在第一次会面治疗时，我回顾了凯西的心理史，发现她没有经历过特定的创伤或虐待。除了超重 40 磅[①]之外，凯西的身体很健康。

在第二次会面时，我决定尝试催眠疗法。凯西很快放松，进

① 1 磅 =0.454 千克。

入了深度催眠状态，只见她闭着眼，眼睑微颤，眼球转动。

我还没来得及指示她回到驾驶恐惧症落下病根的时候，凯西就开口讲述了一段遗忘已久、无比惨痛的童年车祸经历。她第一次乘车的时候，车辆撞上了路面上的冰，突然失去控制，发生了车祸，家人受伤了，凯西虽然没有受伤，但是受到惊吓。在第二次车祸中，刹车失灵，车辆猛冲下山，车里的人差点丧生。回忆起这些恐怖经历，凯西哭了起来，但是随着这些遗忘已久的心伤浮出水面，她的驾驶恐惧却逐渐消散了。她变得更加自信，不再畏惧车辆失控。恐慌症也逐渐消失了。

成功让凯西欢欣鼓舞，她很快预约了第三次会面治疗，希望能够解决体重超重的问题。她说自己“从记事起”就是个胖子。节食或许在一段时间内有用，但是体重很快就会反弹。

在办公室的宽大躺椅上，我让凯西陷入了熟悉的恍惚状态，很快她就回溯到了前世。她说：“那一世，我是一个骨瘦如柴的女人，瘦得不成样子，活像披着人皮的骷髅。边上还有好多穿着制服的男人。我的身体被酸液灼伤了！他们在做人体医学实验，在折磨我！”

凯西哭着看到自己转世成二战集中营里的囚徒，遭受了非人的人体实验。她在集中营里骨瘦如柴地绝望死去，终于得到了解脱。她的灵魂飘浮在尸体上方，很快一束强光照来，令她感到宽慰，受到吸引，一种不可思议的平和与温情涌上心头。

但是回溯治疗还没结束。凯西的眼睛又开始颤动。

“我到了一个充满法式风情的地方，是新奥尔良。我是一个妓女，睡过不少男人。”在这一世，凯西染上了严重的性病，身体衰弱，病入膏肓。疾病令她忍饥挨饿，日渐消瘦，最后在自己卖身染病的床上死去，又是皮包骨头的模样。再一次，凯西的灵魂飘浮在身体上方，看到一束明亮但不刺眼的光。

“这一世,我无人可爱。”她慨叹道。她的灵魂和身体一样饥饿。

在两次前世轮回之中，她都死于饥饿，都是一副皮包骨头的模样。

“前世的经历同今生的体重问题，是否存在关联？”我问道，没有忘记本次会面治疗的初衷。

答案来得很快，毫不费力：“这一世，我需要吃得胖一点，保护自己不再挨饿。”停顿片刻之后，凯西又说：“但是现在，我不再需要这种保护了。”

因为凯西想起了挨饿的前世心伤，她不再需要厚厚的脂肪层来保护自己了。

在接下来的 8 个月内，凯西循序渐进地减掉了赘肉。我在写这本书的时候，她还没有出现反弹。更重要的是，减肥成功后，凯西开启了幸福的恋爱。她现在自我感觉良好，也喜欢自己的模样，更有底气地在生活中拥抱全新的恋爱关系。

* * *

一位名叫迪的银行家太太向我寻求治疗，她的主要症状是肥胖，超重 50 到 60 磅，努力减肥了好几年，各种方式都尝试过，特殊膳食、催眠、心理疗法、冥想、禁食、水疗、运动减肥，但是都不见效。迪是典型的减肥反弹体质，每次体重下降到一定程度，她就会感到焦虑，然后体重迅速反弹。

这么多年折腾下来，迪不断减肥不断反弹，反反复复增减的肉有好几千磅重。

迪长得美艳动人，之前有一位治疗师怀疑迪在潜意识里害怕瘦下来就会招来男性的骚扰。但是，他们在这方面穷尽了努力，却依然和其他尝试一样徒劳无功。

在我的办公室里，迪陷入了恍惚状态，回溯到两三百年前，看到前世的自己是一个年轻的美洲土著女人，被另一个部落的男人“强掳回家”，余生都在煎熬和痛苦中度过。虽然这样的遭遇没有让她丧命，但是刻骨的痛苦让她下决心，再也不要变美了。

然后，她在前世变得越来越胖，哪怕转世重生，肥胖的问题依然存在。

迪之前的心理治疗师没说错。迪确实惧怕变瘦之后会让陌生男人觊觎她的身体。迪和丈夫是在相互熟悉，充分培养安全感之后才发生的性关系。因为迪的问题根源不在今生，所以相关的治疗全都失败了。

在回溯治疗的过程中，迪回想起前世的经历，疗愈了心伤。她飞快甩掉赘肉，突破了以往的减肥瓶颈，一直下降到她认为理想的体重标准。在减肥期间，她不再觉得焦虑、恐惧，也没再出现反射性暴饮暴食。更妙的是，她不再畏惧死亡。迪不但瘦身成功，还知道了自己的灵魂是不死不灭的。只会面治疗一次，就有如此奇效！

迪的理想体重至今已经维持了 4 年。回溯治疗的经历激发了她对灵性事物的兴趣，构成了她生活中重要而又美好的一面。

迪和凯西只是两个典型代表，类似的患者为数不少，大部分是女性，都通过回溯前世经历，克服了慢性肥胖。根据我的经验，她们肥胖，是为了保护自身躯体免受饥饿、性虐待、暴力等前世曾经受的痛苦遭遇，这些都可通过前世回溯疗法进行改善。

有人认为，肥胖可以作为一种神奇的保护手段，抵御特定的消耗性疾病。例如，畏惧癌症的人，通常会比较胖，因为觉得身体敦实，意味着更加健康。有人认为，增加体重能在自我和身体之间建立一道隔绝层，钝化对危险（实际上或想象中）的感知，并且似乎能在世界的“重拳”袭来之时，保护自己免遭重创。

当性虐待是导致肥胖的原因时，前世回溯疗法可成功消除症状，化解根源。心理困扰会像生理负担一样，造成身体症状。一旦实现身体与心灵的整体性治疗，患者就不再出于心理需求而增重，从而打破不良循环。心理创伤的根源会暴露出来，患者的内在和外在自我都会得以疗愈。

对于部分患者，仅仅依靠回溯今生的童年记忆，就足以疗愈威胁健康的慢性肥胖。若干年前，我曾经在医院的胃肠科担任过一阵会诊医师。我当时采访了许多患有严重肥胖症的患者。之后他们会参与一个采用侵入式操作促进减肥的研究项目。

* * *

我之前采访过的一个患者，得到同事引荐，再次联系上我。她叫莎伦，体重 295 磅，同研究项目的部分其他参与者一样，遭遇过减肥失败。莎伦尝试过一种催眠疗法，运用积极暗示来促进减肥，结果也不见效。传统心理疗法也不起作用。好几次节食减肥都宣告失败。任何下降的体重，都会在随后的减肥停滞期中迅速反弹回来。

在整个童年和青春期，莎伦都只超重十几二十磅，直到结婚后不久，她才快速发胖到300磅重。恋爱期间，莎伦把丈夫理想化，深深爱上了他。与此同时，她的潜意识否认（不让自己看到或意识到）丈夫存在部分性格缺陷，例如沉迷于同其他女人调情。婚后不久，莎伦不得不正视事实。随着丈夫出轨的丑事曝光，她开始严重发胖。

在回溯治疗中，我们发现莎伦在青春期早期被一个十几岁的男生公开羞辱过体形。治疗进展不错，但是更多惊喜在后面。恍惚状态下的莎伦眼泪汪汪，回想起自己肥胖的根源。继父曾经在她 4 岁的时候猥亵过她。这些记忆在她心中封藏了许多年。

丈夫的背叛是导火索，但是病根早在 4 岁时就已埋下，在 13 岁得以爆发。莎伦无法信任男性。她必须把自己保护起来。结果是她要变得无比肥胖，胖到没有一个男人会觉得她好看，这样她才不会再次受伤。

随着治疗的推进，她想起了童年遭到的性虐待，终于开始减重。旺盛的食欲消退了，她得以保持正常的食量。在短暂的心理治疗之后，她扭转了对男性的不信任态度。目前为止，莎伦已经减重了 165 磅，且还在继续减肥。

* * *

著名催眠治疗师杰拉尔德·凯因（Gerald Kein）从业 25 年，帮助数千名患者摆脱了肥胖的困扰。我询问他对上述案例的看法，凯因说，按照他的经验，仅仅采用催眠后暗示（在向我寻求治疗之前所采用的催眠疗法），对于超重大于三四十磅且长期处于肥胖状态的患者而言是无效的。

换而言之，他认为基于直接暗示的传统催眠法无法疗愈慢性肥胖症。例如，“你每天会吃三顿正餐；正餐之间你的胃会觉得很饱；你只会吃健康有营养的食物。”暗示或许可以帮助患者节食，暂时减掉部分体重，但是必然会出现反弹。

然而，凯因发现，采用前世回溯疗法探究慢性肥胖的根源时，无论肥胖是源于重大的儿时创伤，还是患者的前世经历，都能有效疗愈症状。凯因还发现，采用前世回溯疗法疗愈肥胖症之后，其效果通常是永久性的。

基于凯西、迪、莎伦和其他肥胖患者的治疗经验，我的观点同凯因不谋而合。肥胖的真正根源通过前世回溯疗法得以揭示之后，无论病因在于今生的童年遭遇，还是前世的尘缘纠葛，多余体重都能轻松减去。大部分采用前世回溯疗法的患者，都能在减重后实现显著的身材保持效果。如果患者出现体重反弹，只要再次回溯、体验过往，通常就足以遏制反弹趋势。

这种方法对于存在遗传性肥胖倾向的患者同样适用。部分人群可能因为遗传特定基因而出现长期超重的倾向。这个问题在当今社会广受关注。基因遗传现象或许确实存在，重要的是，记住这只是一种倾向，并非必然会发生。

前世回溯疗法赋予患者力量和工具去克服任何一种倾向。倾向并非无法避免、无法抵挡、无法扭转。通过前世回溯疗法和后续理解，身体倾向和我们在前述章节讨论过的心理倾向一样，可以轻松扭转。

或许是因为对这种疗法根源的认识已经深深根植于我们的脑

海。无论我什么时候问肥胖人士是在多久之前超重的，对方总是回答“长久以来都是这样的”。

物质滥用者通常对自身问题的“长久性”有着深刻认识。有时候，物质滥用的倾向本身可能来自前世。或者，人希望通过酗酒等物质滥用行为来掩盖问题。这些问题，或许从前世延续至今生，所以给人一种永恒长久的感觉。

无论是哪种情况，面临恢复挑战的患者，都通常对肥胖存在一种潜在需求，这就是自我保护的需求。

就像赘肉一样，酒精等成瘾性物质似乎也能在人和情绪、恐惧、和他人带来的伤痛之间竖起一道隔膜。成瘾性物质让瘾君子把问题归罪于物质本身，因此免于承担人生责任。不去承认现实挫折，把挫折当成成长的机会，而是把上瘾作为失败、失望或错误的借口，这样做总是轻松简单的。

同肥胖相反，物质滥用的动机通常涉及逃避或回避。物质滥用通常是一种压抑回忆或抑制情绪的手段。

从这种意义上来说，用酒精等成瘾性物质来麻痹意识可能是一种慢性自杀。同自杀一样，物质滥用是回避或逃避无法容忍的问题的一种途径。接受前世回溯疗法的物质滥用者，有时候会发现自己在前世自杀身亡，自己先前企图逃避的问题猛然袭来。这时候，逃避的需求就会转化为慢性自杀和基于上瘾的逃避主义。

有时候，前世的成长契机会因为当事人无法直面令人痛苦的问题而被“浪费”。或许在前世，种种重大问题会改头换面，以酒精等成瘾性物质引发的形式出现。虽然问题有所改变，但是采用老一套“逃生舱口”来逃避痛苦的诱惑或许会重现。

无论是哪种情况，解决关键问题，摆脱物质滥用陷阱的唯一途径，都是迎难直上，用心灵力量和务实态度去解决问题。

紧急干预工作完成之后，可以运用前世回溯疗法来剖析上瘾的潜在原因。上瘾的根源或许在于不良家庭关系及 / 或幼年遭受的虐待。对于部分患者而言，关键问题或许以愤怒或暴力为核心，因为这些特质可以通过酒精等成瘾性物质激发。对于其他患者，核心问题或许涉及勇气或自爱。酒精可以壮胆，唤起虚假的自信。

我很少治疗处于急性阶段的上瘾患者。人在上述物质的影响之下，催眠是无效的。在急性阶段，物质滥用者应该向住院式干预机构或者救助组织寻求帮助，例如匿名戒酒者协会。向我寻求治疗的人通常已经完成戒酒等行为，而且有志于解决人生的核心问题。通常情况下，他们都明白，物质滥用是一种症状，是粉饰太平或逃避人生伤痛的手段。这些患者会领悟，物质滥用比原来的创伤性事件要令人痛苦得多。

内在小孩疗法和前世回溯疗法有助于宣泄原来的痛苦，纠正适应不良行为。从内在小孩的角度出发，为了消除痛苦而养成坏习惯是值得的，但是从成人的角度出发，痛苦本身似乎是可控的。痛苦可以宣泄，人在痛苦的时候，麻痹意识、钝化感受、捍卫自我的需求，也是可以释放的。

恢复期的瘾君子是前世回溯疗法的绝佳对象，因为酗酒或其他物质滥用的问题，通常是心灵成长之路上的核心问题。克服物质滥用可以得到丰厚的回报。整个过程可以促进灵魂成长。只有通过理解、信念、智慧，才能克服相关问题。

* * *

萨拉酗酒多年，时不时还会疯狂消费。但是她没有躁郁症，不需要补充锂。我们探索了她的童年经历，发现她的家庭功能失调。她同丈夫是典型的相互依赖状态。她接受心理分析治疗已经 8 年，但是并未改变她的行为。她的团体心理治疗宣告失败，目前住在一家化学物质依赖治疗中心。

她开始探寻前世经历时，事态有了明显好转。她发现在上一世，自己的父母和丈夫一再陷入虐待或酗酒的纠葛关系中，还经受了暴力、谋杀、自杀等众多混乱和重伤。周而复始的模式比实际细节更重要。萨拉意识到家人不醒悟过来，就会一直在无穷无尽的破坏性循环里沉沦，于是决心打破这种循环。

“我必须宽恕他们”，萨拉回忆起前世的惨死经历，自言自语道，“我只能通过爱去宽恕。我必须放下怨恨，宽恕他们，也宽恕我自己，这就是我表达爱意的方式。”

她做到了。萨拉现在定期冥想，成为残疾人服务志愿者，不再滥用物质，也不再通过物质消费来满足虚荣心。

萨拉理解了自己和家人的一再重复的有害行为模式，以及周而复始的前世命运，促进了自己的恢复。前世回溯疗法令她处于极度放松、无忧无虑的状态，帮助很大。她仿佛在一个更高远、更超脱、更明智的境界里同我对话，不再愤怒焦虑，也放下了分别心。她清楚地看到习气、因果、症状根源、操控等因素。她对现实的感知变得更加敏锐。

我发现前世回溯疗法对于匿名戒酒者协会的“十二步戒酒法”能够起到良好的辅助作用。现把十二步戒酒法罗列如下，供读者参考。

第 1 步：承认自己对于酒精无能为力，承认酒瘾令生活变得一塌糊涂。

第 2 步：相信有更强大的力量能够让我们恢复正常心智。

第 3 步：下定决心，把我们的生活托付给我们认识的“上苍”。

第 4 步：做一次彻底、勇敢的自我道德反省。

第 5 步：向上苍、向自己、向他人承认自己错误的实质。

第 6 步：做好准备，让上苍革除我们性格中的一切弱点。

第 7 步：谦卑地请求上苍抹除我们的缺点。

第 8 步：列出被我们伤害过的人，真心实意地向每一个人赔礼道歉。

第 9 步：在不伤害这些人或其他人的前提下，尽可能地向他们弥补过失。

第 10 步：不断地检讨自己，只要做错了事，就立即承认。

第 11 步：通过祈祷和冥想，增强与上苍的交流，祈祷自己理解上苍的旨意，祈祷自己获得力量去实施上苍的旨意。

第 12 步：在实行这些步骤并获得精神上的觉醒后，设法将此信息传达给其他嗜酒者，并在一切日常事务中贯彻上述原则。

前世回溯疗法中涉及的许多问题，都同“十二步戒酒法”相对应。二者的基础都是“灵性”，认同更强大的力量，或者计划的卓越性。这并不意味着治疗在正式的宗教背景下展开。我们可以发掘内心的力量。灵性就是一种至关重要的力量，足以改变命运。人的价值观念会变化。人可以变得不再暴力，不再贪婪，不再自私，不再怯弱。他们会把这些体验告诉身边的人，把信念传达给更广泛的群体。

最终，对于肥胖、物质滥用，乃至任何形式的痛苦，治疗的机制都会涉及摆脱恐惧的步骤。

前世回溯疗法的核心治疗机制，是把恐惧转化为爱意。这就是体验过前世回溯疗法的人传达给其他人的信息，但愿他们能够在一切日常事务中贯彻这些原则。

怎样才能做到？去了解你自己。去探索内心，看清自己。去了悟世事，获得智慧，去变得愉悦平和。这就是前世回溯疗法的精髓。

第八章

疗愈悲伤

伦纳德 55 岁，罹患 MET 突变型肺癌，在一所大型大学附属医院里接受治疗，即将死去。化疗在一段时间里遏制了疾病发展，但是最后，癌症还是占了上风。伦纳德正在等待死亡。在身体情况允许的时候，他就和妻子艾芙琳或者医生说说话。幸运的是，医生愿意停下来倾听他诉说。

“我还能活多长时间？”一天，伦纳德问医生。

“我不知道，时间可长可短。”医生回答。伦纳德和医生谈起了放下一切，面对死亡的话题。伦纳德的妻子也加入了对话，她觉得很宽慰，这样的言语和思想令她感到舒心。

在这次对话之后，夫妻俩谈论得更多了。似乎有某种情绪在两人之间得以解锁、释放。伦纳德和艾芙琳陪伴彼此的时间更长了。

随着肺癌晚期病情的进一步恶化，伦纳德的神志开始变得不稳定。有时候会陷入半昏迷状态，有时候精神还行。艾芙琳以为他出现了幻觉。

“伦纳德感到自己在飘浮。”艾芙琳对伦纳德的医生说。

“或许这不是幻觉，”医生回答，“不少患者和我说过这种体验。他还说了什么？我对这类事情挺感兴趣。”

肿瘤医师这样说，敞开了沟通的大门，让艾芙琳感到，无论多么怪力乱神的话题，都可以放松自在地向他倾诉。

第二天，医生巡房的时候，艾芙琳有新的发现要告诉他。

“他说自己又飘了起来，感觉很舒服。他听到有人在门边说话，就飘向说话的人。”医生以为伦纳德听到病房外有护士在说话。

“不是的，”艾芙琳纠正他，“那是等着迎接他的人。”

第二天，伦纳德已经奄奄一息了。

“他说自己又飘起来了，”艾芙琳对医生说，“他飘向了门外的人。”

艾芙琳说着，伦纳德在病床上赞同地点头。

“那些人给他看一本大册子，里面记着他来世的名字，听起来像是巴基斯坦或者印度的名字。他告诉我自己的姓，但是名是什么，他没看清。”

伦纳德激动起来。“他们把名给遮住了，”他嘶哑地低语，“他们说，现在还没到让你看的时候。”

那天晚些时候，伦纳德告诉伊芙琳，他看到有巴士来接他。

然后还说了一些话，基本听不清了。

“死亡不是失落，”伦纳德对妻子低声说，“死亡是生命的一部分。”

这是伦纳德生前留下的最后一句话。他在当天下午去世。

艾芙琳感到悲伤，但也感到宽慰。她确信伦纳德的灵魂还会在身死后继续存在。伦纳德临终的话语改变了她对死亡的观点。面对不可避免的死亡，她更加心平气和。

她从此不再畏惧死亡。

碰巧的是，伦纳德的医生是我最小的弟弟皮特·韦斯博士。他和妻子芭芭拉·霍恩博士是密苏里州圣路易斯市的血液学和肿瘤学专家。他们的私人业务是治疗癌症。两人都是华盛顿大学医学院的医务工作者。

皮特和芭芭拉时常同我讨论自己亲历或者同事讲述的生死经历，这些体验向我们深刻揭示了死亡的真正意义。这些探讨和他们同患者的关系一道改变了他们的个人生活，也改变了他们的职业方向。

我们对伦纳德这样的患者充满感激，因为他们的经历让我们对死亡过程了解更多，也获得了全新视角。但愿我们能够同其他临终患者和悲痛的家属分享更多心得，指导他们，疗愈他们。从这些患者身上，我们了解到，死亡是人生道路上最难过的一关，但未必只意味着恐惧、失落、分离，更意味着疗愈、拓展、伊始。

* * *

皮特曾经治疗过一位名叫马修的患者。马修是一个性格坚忍的 65 岁老教授,处于胰腺癌晚期,病情发展迅速,令他十分痛苦。他不太愿意讨论自己的临终感受。一番努力后，皮特终于同马修进入更加私人化的交流。皮特向马修委婉地表示，可以讨论任何话题，无论话题多么离奇古怪。

“既然你提起了，我确实遇到过怪事，”马修说，“一个天使来找我，问我是否做好了离开的准备。我问他，是不是现在非走不可。天使说不是的，然后就离开了。”

皮特问马修，你怎么知道来找你的是个天使。

老教授高深莫测地回答:“他全身上下里外都在发光，如此耀眼，一定是宗教等级制度中的高层人物。”

几天之后，天使又出现了。

“你准备好了吗?”天使温和地问道。

“还没有。”老教授回答。

天使徘徊着。这时候，马修的病情迅速恶化，苦不堪言，需要强效镇痛药才能缓解身体剧痛。但是，马修依然思路敏捷、头脑清明。

马修看到天使把手探进他的腹部，掏出一个棕色砖块一样的东西。

疼痛立刻消失了，马修感觉好多了。

天使再一次离开了。

过了一段时间，马修的疼痛再次袭来，天使也来了，又取走了一个砖块。这一次，马修一点也感觉不到疼痛了，停用了所有止痛药。疗愈天使的造访为逻辑严谨、心性坚忍的马修带来了宽慰和希望。

后来，随着病情进一步加重，忍受着剧痛折磨的马修终于安详离世。最终，马修应该还是对天使说“准备好了”吧。

* * *

大部分医生和心理咨询师对死亡、临终和悲痛所知甚少。亲身经历过痛失至亲的人，或许会了解的更多一些，但是基本上，大部分疗愈工作者所做的，只是描述死亡和临终的阶段，描述悲痛的症状而已。

他们从不解释从临终到死亡，乃至下一个阶段的人，到底经历了什么，也不提供各种工具去缓和悲痛情绪。诚然，我们不敢夸口自己对临终了如指掌，但是伦纳德和马修的经历，可以初步用于缓和其他人的悲痛。

悲痛疗愈必须结合心理事件和灵性思想。亲身经历过濒死体验、前世回溯、生死之间、灵魂出窍以及生命或意识离体等特定灵异现象的人，通常不会太过沉痛悲伤，因为他们知道意识从未消亡。

知道自己即将死亡的人通常会对死亡感到哀伤。这会在确诊身患转移性癌症之类的不治之症时很快开始。临终患者会产生否认、愤怒、绝望等情绪。家属和朋友也会在死亡真正来临之前，就早早开始感到悲痛。

悲痛情绪很容易导致临床抑郁。临终患者或悲痛的人会感到沮丧、绝望、无助。心理痛苦变得痛彻心扉，无处不在。睡眠习惯、专注能力、食欲胃口、精力水平都会变得紊乱。这时候，就算有朋友来加油鼓劲，转移患者的注意力，企图让患者不再沉浸于伤痛，通常也无济于事。

但是，患者及其家属的悲痛情绪是可以在死亡来临前得以疗愈的。只要他们了解到本书或者其他著作收录的其他人的奇妙体验，就会感受到更多希望。我们鼓励临终患者和悲痛的家属相互交流自己的感受和理解。他们可以讨论来世相聚的可能，表达自己的爱意，更加轻松、从容地接纳死亡，从而把令人畏惧的经历变成坦诚分享、温情甚至幽默的时刻。

* * *

皮特的另一位患者，是一个意大利大家庭的主母，名叫西尔维娅，因为身患白血病而不久于人世。她淡定自若地面对不断迫近的死亡，认为自己的死期要比皮特预计得更早到来。

有一天，西尔维娅宣称："我会在这周六离世。"

皮特问："你怎么知道？"

她回答："我就是知道。"

周六早上，皮特走进西尔维娅的病房，看到一大家子人都挤在这里，活像是戏剧里的一幕。牧师也在场，正在主持临终圣事。

剧情进展到一某个节点的时候，牧师宣布“接下来，上帝会下达一个启示”。

恰好，电话响了起来。

结果并不是上帝打来的。

大家哄堂大笑，打破了凝重的气氛。

那天晚些时候，西尔维娅真实地感受到自己灵魂出窍，飘向一缕美好温暖、令人欣慰的亮光。她把自己的美好经历原原本本地告诉了皮特。

或许上帝真的下达了启示呢。

西尔维娅在一周后去世。

皮特还诉说了另外一段难忘的经历，是关于一个临终患者及其家属的。“那是一个相亲相爱的爱尔兰大家庭，共有十七个成员。眼见亲人即将逝去，所有人都充满了畏惧和愤怒。我和他们每个人沟通，向他们解释什么是死亡，如何用爱意放下执念，如何向逝者道别，如何接纳眼下的情况。这家人出现了惊人的转变，疗愈效果良好。他们开始谈论感受，拥抱彼此，表达爱意。令我非常感动。”

这类遭遇总是诡异离奇，令患者担心听闻的咨询师或者医生会贬低这种宝贵的体验，认为患者是怪人。一旦患者确信可以放开谈论相关经历，医患关系就会上升到全新的境界，疗愈的联结得以巩固。皮特和芭芭拉总会耐心倾听患者和家属诉说心声，认为自己有职责陪伴临终患者，提供心理支持。这不但宽慰了他人，而且自己也心满意足，从中收获良多。

“我不再觉得心力交瘁，”皮特说，“因为我明白了，死亡本就是生命的自然组成部分。我还是会竭尽全力去救治患者，但是当死亡不可避免地来临时，我不再觉得这是我的个人问题，也不觉得这是一种失败。”

* * *

我们处在一个全新救治领域的前沿，救死扶伤的医务工作者不但要懂得判断悲痛情绪的阶段，更要懂得去传达一种更加灵性、开放、开明的对于临终和悲痛的理解。但愿这片全新领域能让临终患者、悲痛的亲友、医护人员共同学习，共同成长。

盖洛普咨询公司的附属机构普林斯顿宗教研究中心在 1990 年发起了一项统计研究，发现半数美国民众相信存在超感官知觉。就像临终过程中，同挚爱死别的相关通灵体验通常会引发深刻改变，足以影响他们的人生轨迹，或者颠覆人们对死亡或临终想法。整合这些改变人生的事件，人就能实现疗愈和成长，让面对死亡的深切悲痛和畏惧心理从此消散。在通灵体验似乎同“彼岸世界”相关的时候，尤为如此。

有一对夫妻，两人都是受人敬重的医生，来向我寻求治疗，因为两人都亲眼看到了非同寻常的现象。老丈人已经去世，却在一周之后，在这对夫妻面前再次现身，全身呈半透明状，发出明亮光芒，隔着门，对卧室里的两人招手。

两人当时都很清醒，走上前去触碰他，手却穿过老丈人的身体。

老丈人向他们挥手告别，然后突然消失，没说一句话。

后来，夫妻对比了一下观察记录，发现两人目击的是相同的物理形态，同一个发光体，同一个挥手告别的姿势。

另外一件事，是迈阿密大学的一位德高望重的精神病学教授，在读过我的著作《前世今生：生命轮回的启示》之后，来找我交流。

我原以为这个人会怀着怀疑但不失礼貌的态度同我交流，但是结果出乎我的意料。

他开口说："知道吗，早在许多年前，我就私下认为超心理学现象是真实存在的。许多年前，父亲梦到了伯伯，梦境非常真实。伯伯显然很健康，但是他来找我的父亲道别。他说：'我现在要离开你了，但是我很好。请你保重。'父亲早上醒来，知道兄弟去世了。"

一通电话验证了他的直觉。前一天晚上，没有心脏病史的伯伯突然心脏病发作，在500英里之外的一座城市去世了。

另一个有趣的案例是一位来自迈阿密的职业女性写信告诉我的：

多年以来，我始终对这件事难以启齿，但是我愿意同您分享。是我在恋人去世的时候，遇到的怪事。攻读研究生学位的时候，我曾经同另一位在读研究生订婚，维持了两年的订婚关系。后来我们分手了，两年之后，我同别人结婚了。在此期间，我在纽约市工作，他在洛杉矶工作。他在一场车祸中丧生，几个月之后我才知道。在共同朋友告知他的死讯之前，我一连好几周，每天都梦见他。

每次看到他，他都在哭，一副心烦意乱的样子，不知道自己身处何方。他求我帮助他，对困在这片失落地带感到不知所措，不知道自己到底是死是活。我没被吓到，只是担心他的身心状况。但当时我还不知道他已经去世。向一位灵媒咨询过几次后，我才知道这个男人确实已经死去，但依然很亲近我。他感到困惑无助，自然觉得来找我才感到安心。

采访了许多患者，实施了多次前世回溯法之后，我了解到，突然遭遇横死的人，多会留恋人世，在生死之间的失落地带茫然徘徊一阵。但是最后，死者总会寻到那片温暖的光芒，受到灵性指引，或者受到大爱感召，最终进入轮回。

其他几个找我治疗的患者，也描述了类似的经历。有的人说接到了刚刚去世的死者的电话，感到毛骨悚然。据我自己的专业判断，上述描述全都来自正常清醒的人，绝不是幻觉。

这类经历的主要目的似乎在于鼓励活人用理解去疗愈悲伤。我兄弟皮特的患者经由这类体验领悟到，逝去的只有肉体，灵魂不会逝去，而会在生生世世中轮回修行。我们都会死亡，但是根据我在前世回溯疗法中了解到的情况，大部分人都已在今生之前经历过好几次死亡了。

这是好消息，意味着大部分人都大有长进，能够在原有的优势、才华，甚至感情的基础上，充分享受全新的人生体验。这意味着，我们会在死亡之后继续成长修行。

* * *

患者玛莎，把悲痛视为前世回溯疗法的意外收获。她 26 岁，是一名电影剪辑师，来找我寻求治疗的时候，说自己没有症状，只是出于好奇，想来体验一次前世回溯疗法，看看“会遇到什么”。单纯的探知欲是体验前世回溯疗法的好理由。前世回溯疗法令人受益，收获成长，体验愉悦，适用对象绝不仅限于存在症状的患者。

玛莎很快进入了回溯状态。她看到自己变成了一个小男孩，在人群中围观绞刑。在行刑的关键时刻，几个大哥哥戏弄嘲笑她，玛莎觉得很不自在。然后玛莎看到了自己前世的家，认出前世的父亲正是她今生已故的父亲。接下来，玛莎应征入伍，留在军中工作，度过了平平淡淡的一生，最后在一张石床上寿终正寝。弥留之际，玛莎看到一束光笼罩着自己，自己的灵魂飞向那道光，飞快地穿梭过其他灵魂所在的时空，最后融入一道金色的光芒，回顾自己的人生。这时候，玛莎表示围观绞刑的那天，对她来说非常重要，因为虽然她主要在意的是哥哥们的戏弄、嘲笑，但是她也领悟到了善恶有别、暴力注定徒劳无功的道理。

玛莎进入另一世的时候，发现自己变成一个老人，穿着类似古罗马宽外袍之类的服装，留着白胡子，弹奏着一把七弦琴。虽然她对这一世的清晰印象是幸福圆满的一生，但只记得弹琴的场景。在第三世，玛莎转生成一个深色头发、绿色眼睛的女性，生了两个孩子，孩子为她带来很多快乐。

会面治疗结束后,我们一起整合了玛莎的体验。玛莎告诉我，回想起三世的幸福人生，感觉非常快乐。她说前世回溯疗法很有帮助。玛莎还年轻，刚刚开始步入成人生活，觉得回溯往世经历能够令她更加释然地看待人生，一边回味幸福美满的前世生活，一边勇敢去创造属于今生的持久幸福。

玛莎还说，她很惊讶，这次体验帮助她疗愈了四年前父亲之死在她心中造成的挥之不去的悲痛感伤，也帮助她理清了自己对死亡的理解。玛莎了解到自己在前世就和父亲相知相识，来世或许还能相见。她的体验证明，死亡并不是最终的结局。父亲虽然身死，但是灵魂永存。知道这一点，让她感到无比振奋。

对于玛莎而言，在回溯过程中，疗愈悲痛算是意外收获。但也有其他患者是抱着特定的目的来体验前世回溯疗法的。

* * *

蕾娜今年 28 岁，是一名社会政策律师，嫁给一名 30 多岁的著名报纸专栏作家吉姆。结婚几年后，蕾娜的丈夫发现自己不幸得了癌症，已经是晚期。吉姆患病期间，同蕾娜围绕生命、死亡和生死之外其他现实存在有过许多争论。蕾娜相信这些都是存在的，而吉姆则对此充满了怀疑。

身为训练有素的记者，吉姆是论证思辨的高手，对于任何无法用事实验证的事物都抱有专业偏见。他不但自己拒绝考虑这种可能性，而且努力消除蕾娜对来世今生、灵魂永存的信仰。丈夫即将逝去，而这些信念，能为悲痛的蕾娜带来极大慰藉和支持。吉姆的病情不断恶化，他们的争论也还在继续。吉姆越来越生气，对自己的病情生气，也对蕾娜的信仰生气。他还显得越来越畏惧。

最后，吉姆住院了，夫妻俩明白，吉姆死期将近。在他临死前，令人惊讶的事情发生了。他冷静地告诉蕾娜，自己看到一个老人坐在病房的椅子上，说来等着送他上路。吉姆补充道，蕾娜一直是对的，是自己错了。他为一直以来的固执顽抗而道歉，希望蕾娜能在自己死后也能继续去探知，去了解更多生死之外的奥秘。

对惊呆的蕾娜说完这番话之后，吉姆终于不再愤怒焦虑，也不再畏缩恐惧，对于即将到来的死亡变得平静淡定。

第二天，吉姆去世了。

蕾娜找到我，说能够在吉姆去世前，在这个先前争论不休的重大问题上达成和解，她感到非常感激。带路老人在吉姆面前现身，疗愈了蕾娜的悲痛，令她坚定了自己的信仰。在眼下艰难重大的时刻，这份坚定的信念对她来说，就是一份珍贵的礼物。

蕾娜来找我，是出于几个理由。丈夫近期突如其来的病亡令她感到悲痛焦虑。她需要进一步整合这段重要的死亡经历，她的心中不但满怀悲痛，更涌动着成长和疗愈的深刻愿望。蕾娜来到我的办公室，也是为了履行自己对吉姆的承诺，继续去研究探索来生、灵性，以及灵魂的不朽永生。

有趣的是，蕾娜的回溯经历并未直接涉及她同吉姆的关系。前世回忆似乎向她揭示了一个全新的、成熟的领域让她去学习和成长。

在回溯到的这一世，蕾娜是一个 17 世纪的美洲土著男性，救治护理了新教传教士的孩子。在进行会面治疗后，蕾娜回想起，其中一个女孩子，在今生总是选择同新教徒相关的学校作业项目，而且拥有广博的新教徒历史的相关知识。

回溯体验结束后，蕾娜觉得自己充分感受到了灵魂的永生不朽。更重要的是，回溯体验似乎揭示了蕾娜前世的未知才能，她或许能在今生继续挖掘这份才能。

至于这这份才能是否涉及健康护理、儿童教育，或者对美国早期历史特定领域的觉察，还有待确定。蕾娜潜意识中的内在智慧，引导她前往那一世人生，或许还会启示蕾娜的自我，去帮助吉姆面对临终和死亡。

毫无疑问的是，这次会面治疗原本旨在化解她的悲痛，却同吉姆的逝去一样，从某种意义上促进了蕾娜的成长，其令人惊叹的提示线索，令蕾娜刷新了对自己的认知，为她指明了崭新的未来发展方向。

吉姆和蕾娜的经历，充分展示了死亡体验所蕴含的成长和疗愈的潜力。许多临终患者表示，有引路人或智者来访，等待自己上路。患者是否神志清醒似乎关系不大。无论患者是否神志清醒，是否使用了化学药品，我们都不能把这些经历单纯斥之为幻觉。如果所爱的人在弥留之际向你诉说这样的体验，你也会放下怀疑，确信这经历是真的。

* * *

菲利普是一名电脑软件设计师，希望通过前世回溯疗法，化解自己心中的悲痛。菲利普和妻子伊娃有过一儿一女，结果两个孩子分别在 3 岁和 4 岁夭折，死于一种罕见的先天性缺陷疾病。最令人悲痛的是，菲利普原本或许可以免于痛失第二个孩子。第一个女孩确诊患病之后，医生告知他们，这种疾病不具有遗传性，所以他们没有理由不再去生育一个健康的孩子。但是，医生提供的信息有误，菲利普和伊娃不得不再次经历丧子之痛。如果早知道这一点，儿子的夭折和痛苦本是可以避免的。责任、失落、悲伤，种种痛苦情绪相互交织，令夫妇俩心魂俱碎。

菲利普寻求治疗的时候，儿子夭折的悲剧已经过去了好几年，但是他依然满怀哀伤。作为一名高学历的电脑软件设计师，菲利普在逻辑思辨、理性分析方面训练有素，但也笃信天主教，能够接纳各种灵性事物和通灵体验。两个孩子夭折后，菲利普好几次拜访一位著名灵媒，这位高人似乎能够同他的儿女沟通。菲利普充分把握这个机会去消除悲痛，觉得颇有帮助。但是这位灵媒近期去世了。菲利普觉得从此失去了同儿女沟通的机会，更加伤感了。

基于我对其他患者的观察，前世回溯疗法似乎能为消除他的困顿提供一个全新思路。

菲利普真是绝佳的催眠对象，很快就身心放松，深深陷入恍惚状态，感受到了鲜明的前世体验。他说自己位于一片高山草甸上，周围各色野花怒放。突然，他看见自己的两个孩子奔向他，是已经长大的模样，围绕着他又唱又跳。然后菲利普去世的父亲和母亲也加入进来，还有和菲利普特别亲近的外公。

菲利普的儿女、父母和外公都来牵住他的手。菲利普握住孩子的手，手和手紧紧相握的触感居然如此真实。孩子都长大了，结实了。大家深深看着菲利普的眼睛，欢畅地交流，向他表达爱意，让他别担心，告诉他一切都很好，他们自己也很好。他们在这片草地上，在这个维度里过得非常幸福。他们的眼神中、微笑里，都闪耀着愉悦的光辉。

显然，除了鲜明真实的周边环境，这根本不是前世体验。在恍惚之中，菲利普似乎进入了另一个空间维度。

开始整合这次治疗体验之前，我们都能看出来，菲利普的体验是酣畅淋漓的。他说能够和孩子直接交流，真是太幸福了。他形容和孩子手牵手的感觉时，简直就要喜极而泣。菲利普在草原上的体验，令困扰了他好几年的内疚、悲伤和绝望统统都消散了。他明白了灵魂不死不灭，开始期待崭新的人生目标，期待积极乐观的人生。

在这次回溯治疗后，菲利普一直都很快乐，困扰他好几年的思想包袱再也没有出现。

或许会有人将这场欢聚斥为幻想或白日梦，但是幻想和白日梦无法带来强大的疗愈效果，不能同前世回溯疗法一样，让患者同所爱之人不死不灭的灵魂重逢。玛莎、蕾娜、菲利普都在接受回溯治疗之后，收获了不可思议的治疗效果。他们都表示悲痛和焦虑再也没有出现过。

本章所述的故事主人公都认识到，死亡不是绝对的。这个认识能够有效疗愈心伤。所爱之人并未逝去。死亡之后，我们依然心心相连。

亲身感受过或者了解相关体验的人就会知道，死亡与其说是一种结局，不如说是一个过渡，就像从一扇门进入一间房的过程。取决于灵性或通灵的进展或意愿，同另一个房间里的人沟通或许信号良好，或许时断时续，或许根本联络不上。无论情况如何，只要悲痛的患者能够意识到，分离既不长久，也不绝对，情况就会有所好转。就像玛莎和父亲一样，患者和所爱的人曾经相知相伴，也曾彼此分离，但是终会再次相逢。就像菲利普一样，患者会明白，所爱的人只是身体死去，灵魂永生不灭。

这为悲痛的患者带来了希望，希望日后能够同所爱的人重逢。当然，重逢的时候，无论是关系还是境遇，或许都与今生有所不同。例如，父女在来生重逢时，可能成为朋友、兄妹、爷孙。无论如何，灵魂总会在轮回中不断遇见。

在某种程度上，哀痛死亡，其实是哀痛自我的丧失，在这个意义上，体验前世回溯很有帮助。感受过或了解回溯体验的人会明白，死亡并不意味着就此堕入虚无或黑暗。许多患者的经历揭示，有了灵魂的智慧，肉体便不再必要。死亡的时候，灵魂脱离肉体，以非物质的灵体状态存在。意识不死不灭，人格也是如此。

灵魂会带着前世的才能重新转生到下一世人生。有时候人会在回想起自己在前世具备的才能之后，突然在今生展现出先前从未知晓的才能。

自我有许多层次。人是如此奇妙的多维度存在，为什么要画疆自守，自限于此时此地的人格和身体之中？血肉之躯和意识心智无法囊括整个灵魂，此时此地的自我，只是整个灵魂的一个切片罢了。

难怪菲利普在草原上和儿女欢聚的时候，儿女灵魂的全新化身会进一步成长壮大。灵魂的潜能是无限的，本章所述的理念和经历，或许只揭示了灵魂全维度能力的冰山一角。

神秘的心灵导师尤迦南达（Yogananda）说，人生就像在大海深处沉潜的黄金长链。只有在其余所有的璀璨环链沉入水中，撩人心魄又难以获得的时候，才能把其中一环拉出水面，仔细端详。我们只要把悲痛情绪融入成长修行，就能从存在之海中拉起越来越多金色的愉悦和智慧之环，摆脱黑暗，走向光明。

要想了解我们的力量，重返家园，就要唤醒我们对真知的记忆，找到通往旧时家园的路。

第九章

探索灵性自我

最近，我受邀前往克利夫兰参加一档广播谈话节目。听众从家里、办公室里、汽车里、公用电话亭里，纷纷打来电话。许多人很捧场，同我、节目主持人和其他的听众分享了自己的经历。有的人就没这么友好了。一位女士对我们非常生气。

她怨毒地低声说："你不知道这是在造孽吗？"

我原以为她指的是轮回重生的概念。结果并不是。

"催眠就是罪孽，"她继续说，"耶稣说这是罪孽，恶魔会侵入你的身体！"

我知道耶稣根本没说过这话。耶稣在世的时候，"催眠"一词还没出现呢。催眠法由催眠大师麦斯麦创造，大约出现在18世纪。但是，我重视每个问题和评论，说不定她指的是早在催眠一词问世之前就出现的，类似于超常意识状态或精神高度集中的某种精神状态。

我思索了片刻。

“如果催眠是罪孽，”我大胆开口，“那为什么迈阿密总教区要把神父、修女及其他工作人员送来接受催眠？”

当然，总教区派遣这些人来，并非为了接受催眠治疗。但是十几年来，我们都在使用催眠法来帮助他们戒烟、减肥、缓解压力。

那位女士沉默几秒，似乎在消化这个新认知。接着，她又毫不退让地开口了。

“我不知道迈阿密的情况，”她底气十足地说，“但是在克利夫兰，这就是罪孽！”

节目主持人望向我，几乎忍不住要笑出声。我们刚刚才介绍完宗教罪孽的概念。

为什么这位克利夫兰的女士如此生气？她害怕催眠这个新事物威胁到自己认定的世界规则。我挑战了她的现实观和她对世界的理解。我吓到她了。至少她是诚恳、不做作的。

每次我在工作坊分享这个故事的时候，总会引起哄堂大笑。但是有的人笑，是出于自我认同，认同个人的价值观、个人对世界的理解，此时却被一个全新观点或全新理念所挑战。这个全新观点或许非常重要。实际上，或许所有人都会在人生中至少遇到一个这样的新知，但是每个人的情况或许都不一样。每当有颠覆性的新知横空出世劈面而来的时候，都会令人受益匪浅。

如果能克服对新知的恐惧，历史会是我们最好的成长导师。有的新知为科学、经济、政治、文学、艺术开辟了广阔的新道路；有的新知帮助我们开疆扩土，打开全新领域。新知极大地拓展了我们的先驱所能成就、感受、获知、理解的内在边界。

1633年，科学家伽利略根据自身的科学经验，以及自创的望远镜观测结果，发现地球在自转的同时也围绕着太阳公转。当时公认的说法却是太阳绕着地球转。伽利略提出的日心说颠覆了长期公认的地心说理论，为此遭到逮捕、讯问。

伽利略的发现被教堂斥为异端邪说，自己也身陷囹圄，被囚禁在高塔里。这位25岁的卓越科学家，著名比萨大学的数学教授，在被迫放弃自己的主张之后，才得以重获自由。

艾萨克·牛顿，在1642年伽利略去世当天出生，为了科普自己的机械宇宙观理论，在比萨斜塔上当众展示自由落体实验，证明物理作用力不受神灵干预。

牛顿的理论为世人广泛接受，人类对宇宙运行的认识从此得以颠覆。即便教会百般阻挠，伽利略的冤屈终得昭雪，他的科学理论也广受赞誉。时至今日，每所学校里的每个孩子都读过伽利略的故事，不仅因为他的科学成果意义非凡，更因为他忠于内心、求真务实的态度，不盲目听信他人的知识灌输，相信自己的判断和感受。伽利略的成果让科学、宗教和文化史开启了新篇章。他的成果改变了人类看待现实的方式。

* * *

对于那位克利夫兰的女士来说，催眠能治病的说法或许也是一种闻所未闻的荒唐新知。这个新知或许就是她开启多元个人成长之门的钥匙。或许某一天，我们也会在人生中遇到这样意义深远的新知。本书前文讨论过，思想对于准备体验前世回溯疗法的作用。思想在前世回溯疗法中发挥的作用绝不是可有可无的，而是算得上举足轻重。无论我们如何精心准备，或许终会发现，最核心的启示，在于开放思想，把畏惧和局限转化为前进的动力和乐趣。

对于许多人来说，回溯体验能够帮助我们实现我们从小就接受的规训与期望，或者帮助我们解决一直以来饱受困扰的心结，这种说法根本就是荒谬之谈。

这种令人不适的成见，或许是宗教教义，或许是对宇宙性质的认识，或许还涉及科学理论或其他知识。无论是哪种情况，回溯体验的结果或许会让你觉得，这成见妨碍到了我们对真相的亲身体验。我们或许会发现，这种成见，有时候会在细小微妙的地方，妨碍个人成长和获得快乐的能力。只有不断消除矛盾成见，才能扬弃看待事物的旧眼光和旧思想。

成见是怎么在我们心中形成的？或许是听信了别人传达的错误信息，或者是在小时候未经独立思考或实践验证就接受了别人的知识灌输。但成见改变不了事实。事实是绝对的、真实的，就像爱一样永恒不朽。

接纳事实的时候，生命的可能性也得以拓展。对有些人而言，启示就是开放思想，接纳事实和爱意。

* * *

阿妮塔是一位 42 岁的家庭主妇，笃信意大利天主教，饱受抑郁症之苦，需服用药物来治疗抑郁症。她来向我寻求治疗，想要“看看会有什么结果”。阿妮塔身上有许多临床抑郁症的常见症状——烦躁不安、睡眠失常、绝望沮丧、无精打采。这种状况通常表现为一种无力感，阿妮塔确实也是这样。无论是家庭日常、宗教意识，还是家庭和宗教看似强加给她的角色，都令她感到憋屈压抑。

在初次访谈中，阿妮塔表现得异常谦恭羞怯。她还承认自己畏惧幽闭环境，有一种陷入困境无法脱身的感觉。父亲总是对已经是成年人的阿妮塔蛮横霸道。压抑的父女关系尤其令她沮丧。

阿妮塔讨厌处处受到父亲的蛮横限制，但是与此同时，她也对自己的愤怒感到内疚。

因为天主教厉行孝道，阿妮塔无法正面同父亲对抗，也无力改变现状。她害怕一旦明确表示对父亲的态度不满，她就再也算不上合格的天主教徒了。

因为阿妮塔是一位虔诚的教徒，任何令她背离或远离上帝的可能，都令她感到痛苦。宗教追求和自我需求之间的矛盾，在心理上触发了她遗传的抑郁生理倾向。不良父女关系进一步加重了她的病情。此外，阿妮塔对轮回转世深信不疑，但是天主教排斥轮回转世的说法，这令她深感困扰。因此，阿妮塔来到我的办公室寻求治疗。

虽然我对这次会面治疗没有什么特别的预期，但是阿妮塔回溯到的前世涉及权力争夺，我一点也不感到意外。或许她在前世滥用权能，因此今生变得怯弱胆小、卑微无力，饱受权威压迫。这或许恰恰反映，或者说昭示了她在今生“无权无势”的境地或者父女关系。

然而，开始回溯之后，出人意料的情形发生了。回溯之门开启后，阿妮塔并未回到前世，而是进入轮回与轮回之间的空间里。这似乎是一个充满智慧的花园，跃动着紫色和金色的光芒，到处都是智慧的向导。在这里，这位拘谨乖顺的女性，突然开始对我宣讲起爱和智慧的真理。

“如果你希望宽慰他人，不要只倾听对方的言辞，言辞可能引起误解或存在错误。”阿尼塔淡定地指点我，“到他们心里去，直接探问他们的心伤。虽然可能遭到驱赶责骂，但是对方依然需要宽慰。”

听到这些话，我非常惊讶。曾经有其他的患者到过这个地方，也传达过同样的思想。这个女性既不是学者、神学家，也不是哲学家或心理学家，却在向我娓娓而谈关于人性的真知灼见。

阿妮塔还没说完。她在这片非生非死的空间里，继续传达剖析人性的精彩絮语：

“只有把来自头脑的爱同来自心灵的爱相结合，我们才能实现和谐与平衡。”

阿妮塔说的话，非常接近于古代贤者留下的对人类智慧的深奥定义，涉及头脑和心灵的结合。她从未接受过哲学方面的教育或训练，却在此时不由自主地向我传授深奥的智慧。

阿妮塔从放松的超常精神状态中恢复常态时，受到了神秘体验深深的影响，产生了一些有趣的变化。以往的无力感消失了，取而代之的是一种自我力量感。憋屈的感觉逐渐消散，再也没有回来。现在，她自己亲身感受过了真理，再也不觉得传统天主教的价值观压抑自我。她变得更加自信，兴致勃勃地重新定义了自己同父亲的关系，感到对父亲更加爱戴，因为亲身体验的回溯经历让她深刻了解到爱之于恩德的意义。

她现在对父亲看得更加透彻，父亲也不过是个凡人，有自己的恐惧和局限。她因此得以平视父亲，宽恕父亲。

阿妮塔最近告诉我，她在回溯体验中感受到的真理，为她带来了意外“收获”。她发现自己拥有了疗愈能力。比如说，她可以通过肌肤触碰，缓解孩子的高烧。向几位著名灵疗师请教之后，她觉得自己开辟了一条振奋人心的全新道路，虽然前途漫漫，但是未来可期。

* * *

一个小男孩患有先天性心脏缺陷，分别在 3 个月、2 岁半、5 岁的时候接受过开胸手术。男孩在手术中几次命悬一线，医生对救活他不抱什么希望。8 岁的时候，他告诉妈妈，自己在手术中昏迷不醒的时候，有“8 个中国人”来到重症监护室，告诉他病会好起来。他看到其中“一个中国男人身上佩戴着一把剑，他会时不时挥舞两下”。这个男人总是用剑割断自己的胡子，但是胡子立刻又长回来。孩子详细地描绘了其中每一个“中国人”的特征。

母亲研究了一下孩子讲述的奇妙故事，结果发现了儿子所说的“8 个中国男人”的原型和哲学象征就是八仙，中国民间传说中广为流传的道教的八位神仙。儿子描述的男人，其实是吕洞宾。他是理发行业的祖师爷，历经 10 次考验，终于得道成仙，获赐宝剑。

小男孩说，现在那“8 个中国人”还会来找他，告诉他一些事情。这是他有过的关于真理和指引的神秘体验。他毫无保留、满心欢喜地全盘接纳了他们的指引，在饱受苦痛和惊吓的时刻得到宽慰。孩子不带一丝成年人对是非对错的成见，能够充分接受直接指引和灵性体验。和他充满好奇和好意的妈妈不同，小男孩可不需要去研究什么真相。

* * *

我最近迎来了一位来自乔治亚州的患者，名叫贝斯，是一位50岁出头的女性，经营房地产业务，同出轨的控制狂丈夫离婚了。与此同时，她还意识到自己过度干涉了成年孩子的生活。同丈夫离婚，对于贝斯自己来说，是积极向好的一步，但是她把儿女的人际关系和工作事业都当成自己的问题，统统揽在自己身上是不妥的。贝斯觉得丈夫对孩子疏远冷漠，自己需要弥补这一点，这份责任感加剧了她的问题，也让她沮丧疲惫，不堪重负。

贝斯对深奥的文学缺乏了解，看过我的著作《前世今生：生命轮回的启示》，但是其他通灵现象、前世重生或相关题材的书基本没读过。最重要的是，她很在意自己的人际关系，希望消除心中的悲哀和无助。

在催眠状态下，贝斯开始讲述自己的所见所闻，她的故事令我想起传奇灵媒、预言家爱德加·凯西的事迹。

贝斯发现自己身处一个神奇的花园或庄园，有绵延起伏的美丽草地和山坡，四处点缀着造型独特的水晶雕塑和建筑。很快，她在一栋镶嵌着大理石、美轮美奂的高大建筑门前停下。

这时候，一个穿着白色长袍的智慧向导走来，带领她一起走上那栋建筑的门阶。贝斯隐隐感觉那三级阶梯很熟悉。走进建筑之后，她发现里面有许多房间，就像一座图书馆。

向导指引她进入一个大房子，来到一个造型奇特的书架前，她看到一本书，书脊上标着她的名字。她打开书，翻到有自己生平介绍的那一页。贝斯发现，往回翻这本书就能看到对自己前世经历的记载。于是她这么做了。虽然她闭着眼睛，但是我看到她摆出一副浏览书页的样子。她似乎读得津津有味，但是觉得没必要把读到的内容同我分享。这本书还用温情的口吻叙述了贝斯的种种来世经历。向导让她不要看那些部分。她还在这本书中看到自己灵魂的名字。“参观”了一个小时后，她恋恋不舍地回来了。

只见原先进入办公室的那个垂头丧气的女人不见了，她开始兴致勃勃向我诉说刚才的体验是多么动人美好，一举一动都体现出她心中充满希望，变得无所畏惧。

她自己得知，她之前来过这里，但是机缘未到。所以她会觉得那门阶莫名地熟悉。在那本书中，她看到自己选择体验今世人生的缘由。她眼下的烦恼和挫折，全都不是巧合或意外，而是刻意设计的，就是为了促进她的灵魂修行成长。向导告诉她，这些难题会为她带来关于爱、嫉妒、愤怒的启示。境遇越艰难，收获和进步越明显。轻松简单的人生，就像是一种“休息”。

同阿妮塔一样，贝斯显然经历了一次神秘体验。她到达了一处让灵魂在人世轮回之间休憩、反思、再生的秘境。医学博士乔尔·惠顿和乔·费雪合著的《人世之间》一书对这个地方有详尽描述。在这里，一个灵魂会在几位向导的引领下，回顾今生过往，决定下一世的经历。

听贝斯的讲述，我很清楚她不知道自己刚才读到了什么。她还不知道自己经历了秘传的人生回顾环节。她只是获取自己需要的解答，同人际关系无关，却关乎灵性启示。现在我明白了，贝斯在向我寻求治疗时，她希望解答的问题本质，其实是“为什么我要在今世选择如此艰难的人生”。

通过不同寻常的回溯经历，贝斯找到了自己的答案，收获了更广阔的视角和对灵性的独特理解。

艰难困苦确实能促进灵魂成长。精神疾病或肉体残疾之类的困顿境地，或许就是人生进步而非退步的表现。在我看来，通常是最坚强的灵魂才会选择去肩负这些重担，因为艰难困苦更能带来成长的契机。如果把一世人生比作一个学年，那么经历这样的艰难人世，就好比是攻读研究生学位。所以困顿的人世经历更容易在前世回溯疗法中被唤起。轻松安逸的人生，就是让灵魂“休息”的阶段，则相对没有那么深刻。

贝斯实现了今生的宁静和力量，还得到了追求未来成长的能力。她对现实的感知更加敏锐，对自身潜能的觉察能力和感知快乐的能力都有了显著提升。

有时候，克服恐惧，向世界传播新知，能给我们带来快乐。我自己第一次唤起前世的鲜明回忆，是在为治疗慢性肩背痛而接受穴位按摩的时候。

在《前世今生：生命轮回的启示》出版前几个月，我的肩背痛反复发作，到一家指压治疗馆寻求治疗。治疗过程很安静，我利用这段时间开始冥想。第三段治疗开始后一个小时，我进入了深度放松状态，当治疗师按摩足部的时候，我被前世的一个场景惊醒过来。我当时没有睡着，也知道自己身处何方，就像是看电影般感受到了许多画面。

在这个场景中，我变得更高更瘦，留着一小撮深色的山羊胡，穿着一件五颜六色的长袍，站在一栋奇形怪状的建筑的露台上，查看各种植物。看着这个瘦高男人的眼睛，我知道他就是我。我能感知到他的情绪，读懂他的眼神。我当时不清楚这一切是不是幻想，就在一边默默观察。

这是在古代，男人是一位祭司，属于有权有势的高层宗教人士。建筑具有独特的几何造型，上窄下宽，四壁倾斜。露台有七八层，周边花木繁盛，在特定方向建有几座宽大的阶梯。眼见自己的前世化身查看植物，我心里想“这草木看起来像是热带品种，但不是迈阿密地区的本土植物”。有些植物相当高大，翠绿蓊郁，是我从没见过的品种。渐渐地，一个词在我脑海中浮现：庙塔。这个词是什么意思，我当时还不清楚。

我再次看向这位祭司，在他的个人视角和超然全知视角之间来回切换。我了解到他的生平，他早年有过宏愿和梦想，但是随着职位的高升和权力的膨胀，他的雄心壮志被物质追求所取代，最终沦为皇室家族的耳目。他利用自己的权能来一味谋求钱财、女色、官职，而不是为黎民百姓传递福音、散播教诲，也不在民众心中播撒安宁和爱。我感到悲哀，多么可惜。多少年的壮志梦想、学业奋斗就此抛诸脑后，一心追求凡俗的权能和一己的私欲。

这位祭司最后寿终正寝，却再也没能唤起青年时期的美德和理想，最终万般皆空，财富、权力、官职、身体，一个都带不走。我再一次感到巨大的悲哀。多么难得的机遇，却被白白抛却。

那天晚上迟一些，庙塔一词再次浮现在我的脑海中。我到百科全书上查了一下，原来这个词指的是巴比伦–亚述时代的一种寺庙建筑，几何造型同我观想到的一模一样。举世闻名的巴比伦空中花园就是一座典型的庙塔。我震惊了！完全不记得自己什么时候还学过这个。

几年之后，我在博卡拉顿市举办了一场为期 4 天的前世回溯疗法培训工作坊，有大约 30 位治疗师参加，主要是来自美国全国各地的心理学家。我们每天工作 8 到 12 个小时，互相协助，体验回溯经历。这样的封闭式体系聚集了一帮机敏能干的人，大家满怀激情活力，气氛热烈，充满干劲，深深感染了我。

在热烈工作氛围的影响下，第二天晚上，我做了一个鲜明逼真的梦。梦醒之后，梦境内容进一步揭示，我当时依然处于深度催眠状态。

在梦里，我进入了前世回忆。在那一世，我是欧洲中世纪的一名囚犯，关押在一处像是地牢的地方。牢房位于地下，是石头建造的。我的一只胳膊被铁链锁在墙上。我因为自身信仰转世重生而饱受折磨，这是当时的天主教势力绝不能容忍的异端邪说。虽然负责折磨我的狱卒有些心不在焉，但是遵守了上级指令。几天严刑拷打之后，我终于死去。

梦境结束后，我依然处于催眠状态。这时候的大脑通常是极具创造力的。于是我想起来，几年前，我曾经回溯成为古代近东地区塔庙中的一位祭司,为了满足物质贪欲而滥用职权。接着，脑海中响起一个声音:“在有大好机会去传播真理的时候，你没能充分把握。”那声音听起来温和慈爱。“等到传道的机会不再，你却搏命力争，为捍卫传道的理想而丧命。你这是何苦呢？在那一世，只要去传播爱，就能人生顺遂，功成名就。你要去传播其他真理，那是机缘未到，强求不得。”那声音继续温和地指点我，“这一世，好好把握吧。”

此时此刻，我才领悟到，自己的天命就是把恐惧转化为爱意和智慧。这一刻，我再也不畏惧传播真理。

第十章

美妙的体验

美丽、富有的布莱尔向我寻求治疗，请我帮助解决婚姻难题。她觉得丈夫正在消耗她，让她充满了无力感。

在回溯催眠中，布莱尔在前世转生成大平原部落的一名美洲土著男性。她回想起在前世的一天，她踩着深深的新雪，一路向北跋涉。布莱尔生动描述了积雪在她脚下被踩得咯吱咯吱响，以及她感受到的大自然和周边环境。光是一步一步在这样的景致中跋涉，她就感到无比平和宁静，这份纯粹、完美的孤独真是太美好了。

在雪地中跋涉的同时，布莱尔惊叹于前世的自己拥有如此充沛的体能、渊博的自然智慧、强大的平衡感，还有和谐、力量和美貌。她欣赏前世的自己既能够专注于事物的自然流动，又能充分感受随之而来的喜悦。

在回溯体验之后，我们一起整合这份记忆，布莱尔意识到，这种自由自在的感觉和与之相伴的品质，正是她在今生求之不得的。自那次体验之后，她便能够让自己幸福快乐，能够尽情享受独处，不再需要丈夫来满足自己的期望和诉求。她变得和丈夫一样强大自足。这些品质对于布莱尔来说，终于不再是空泛、抽象的假设，而是深刻、具体的切身感受。无论这份记忆是否经过夸大，都让布莱尔得以探知到自己内心最强大、最自由的那部分，超脱人生中的藩篱桎梏。

前世回溯疗法不仅可以迅速而深刻地疗愈各种重大的身体和情绪问题，而且在没有问题的时候，它也能带来许多裨益。许多人明明精明强干，却在许多看似微小的问题上饱受困扰。这样的人就能从前世回溯疗法中受益匪浅。

* * *

菲利斯是一位 30 岁出头的迷人女性，她的问题虽然不算严重，但是明显影响生活质量。她的问题是低自尊和不自信，畏惧黑暗。在回溯催眠中，她回忆起自己的前世是远古时期一个畸形、丑陋的女孩，和族人一起蜗居在洞穴里。因为外表丑陋，她饱受族人的嘲笑和排斥，备受孤独寂寞的折磨。菲利斯想起，在大部分时间里，自己都蜷缩在山洞最偏僻阴暗的角落，逃避他人的目光。最后，这个孤零零的孩子年纪轻轻便死去。

她在今生存在低自尊问题，显然同前世有关。虽然今生的外貌已经改变，但是她内心依然残留着前世丑陋、卑微的自我形象印迹。前世的遭遇也揭示了菲利斯恐惧黑暗的原因。

了解到自身症状的根源后，菲利斯的自我认知终于得到改善，自尊水平也得到提升。

* * *

汉克是一个看似十全十美的年轻人，才 20 岁出头就已跻身成功律师之列，收入丰厚，相貌英俊，体格强壮，女人缘十足。全球各地，他无论走到哪里都能吃得开。但是，他却因为日常缺少满足感、心神不宁、周期性抑郁症和焦虑症而来向我寻求治疗。他觉得自己的人生缺少真实意义。

在回溯治疗中，汉克唤醒了自己在 1874 年的前世记忆。在那一世，他是一位重获自由的黑奴。他的记忆虽然不够连贯，只是对关键时刻的短暂一瞥，但是非常鲜明。汉克被关在一个阴暗的柴棚里，被一个不认识的主子抽打后背。

场景很短暂，却对汉克触动很深。虽然这段记忆没有对汉克的今生境遇提供什么惊天动地的启示，但是揭示了他的今世过往中潜藏的一些阴影，例如异常严重的青春期叛逆问题。

在会面治疗之后，汉克感觉好多了，他的生活自此有了方向感。心神不宁、郁郁寡欢的感觉从此消失不见。虽然从表面看来，他的生活依旧丰富多彩，但是他领悟到自己的人生包含更高深的智慧，知道今生的所知所遇都有意义，死亡也不能将其消解，为此感到心满意足。

* * *

正如布莱尔发现的，前世回溯疗法可以释放潜藏的力量之源，还可以查明自我认知扭曲的渊源。和菲利斯一样，许多人都从中获益。汉克的案例表明，前世回溯疗法可以令人亲身感受灵性体验和更高层次的智慧，从而改变漫无目的、郁郁寡欢的不良状态，从此变得平和安宁，找到人生的方向。

如果你遇到了创意瓶颈，前世回溯疗法能在消除障碍的同时，揭示问题的前世渊源，让你拥有全新渠道来获取创意、自我力量感和乐趣体验。

* * *

特里西娅是一位知名的政治脱口秀主持人，虽然工作要求很高，压力很大，但是她游刃有余，广受欢迎。她之前想写一本书，但是这位机敏伶俐的女性，能够临场发挥且妙语连珠，却无法坐下来安静地写一行字。她向我寻求治疗，帮助她消除写作的障碍。

特里西娅回溯到的前世为几个世纪前欧洲的一位男性。多年来，这个人一直都在当任收税员，用羽毛笔在厚厚的本子上记录信息。一天，一个穿着粗麻衣的穷苦女人带着几个饥饿的孩子来找这位收税员，乞求免除税额，她要喂饱一大家人，可是实在没有钱。

收税员担心因为擅自漏税而丢掉工作，变得一贫如洗，于是在册子上如实记录了对方未能缴税的信息，但是良心上过不去，无时无刻不在为此后悔。

特里西娅明白了，自己在今生的许多优良品质，其实同这段前世回忆息息相关，其中包括她对维护社会公义的热忱。她还明白了今生对书写如此排斥，是因为前世遗留的心结所致。

这次会面治疗不但让特里西娅更加了解自己，还让她终于能够拿起笔撰写自己的著作。

* * *

一位著名音乐家出现了创作瓶颈，公开露面减少，也没什么新专辑。对方向我寻求前世回溯治疗。

结果我们只试了一次，就解决了问题。

音乐家很快进入了深度催眠状态，清楚回忆起自己在 19 世纪位于爱尔兰的前世人生。他才华出众，却因为荒废学习，才华超越父亲和兄长而遭到严厉惩罚。真是个相互矛盾的困境。因为过于依赖美好的物质享受和崇高的社会地位，他没有力量也没有勇气去对抗家族。就这样，他荒废了才华，浪费了激情，放弃了幸福。

好几年过去了，这位青年越来越沮丧，最后脱离家庭，乘船前往美洲，却在船上感染了传染病，在途中死去。

他在船上死亡后，依然处于深度催眠状态，我们从超意识自我的更高层面探讨了他的这一世人生。

“我虚度了人生，”他说道，“我本该有勇气、有信念去施展自己的才华。是我不够自爱，在这一世贪求错误的事物。我是因为自己的怯弱，而非对家人的爱意而放弃才华的。我害怕遭到嫌弃。家人总是爱我的，可恨我当时不懂得。家人的畏惧让他们困住我，他们也要学习如何去爱。爱才是一切。”

他从催眠中醒来之后，为这次体验所深深触动。他很快突破了创作瓶颈，打造出更多更棒的音乐新作。

* * *

罗伯特·贾蒙博士有过一个非常精彩的案例。他有一名患者，是年轻有为的商务高管，每当月圆就会感到莫名的焦虑恐慌。其中原因相当复杂，不只是月球引力、潮汐效应而已。

在贾蒙博士的引领下，患者回溯到前世，转生成一个青年，在燃油站工作。一天，他要上夜班，不得不拒绝了几个好友一起去兜风的提议。结果一起去兜风的朋友发生了惨烈车祸，其中两人死亡。当天晚上是个月圆之夜。青年心中的悲痛内疚似乎与月亮有关的记忆相关。在治疗的过程中，贾蒙博士本想把这场车祸定义为前世过往，从而释放患者心中的悲痛和其他内化的回忆与情绪。

不想依然处于催眠状态中的患者却打断了他的话。

“他们会捉住我们的。我们必须小心。今晚是月圆之夜。”

令贾蒙博士惊讶的是，这位患者又不由自主地回溯到另一个前世，成为二战期间的一名美国士兵，被德国军队俘虏枪决。他最后的记忆，是面对着倒映着粼粼月光的河流，从背后被人射杀。

这位患者能够说出自己在20世纪30年代的前世服兵役时使用的姓名、日期、大学校名和分校地址。他的妻子随后调查了一下，发现确实有一个姓名吻合的男性毕业于该大学的分校，具体日期只比患者所说的迟了一年。

回溯前世，亲身经历过作为士兵被人枪决的遭遇之后，患者对满月的奇怪反应消失了。

在许多民间传说中，月圆之夜会对人的精神状态产生深刻影响，这和“精神失常”现象，或许一脉同源，都同前世的记忆相关。毕竟我们已经仰望这轮皎洁圆月长达几千年之久。

* * *

露丝是一名女警，35岁左右。日常工作要求她头脑冷静、思路清晰。在单位里，她工作十分称职。可是下班回到家后，一到夜里，她就噩梦连连、暴躁焦虑。许多执法人员都有类似的问题，可以说是工作压力导致的。然而，露丝向我寻求治疗的时候，她回溯到前世，化身为一位肤色苍白的法国诺曼底女性，戴着白色波奈特帽，被非法囚禁在一栋不知名的建筑里。

在那一世，露丝显然对囚禁的遭遇逆来顺受，从没为此发火，也没努力申冤。露丝意识到，这是她在今生必须吸取的教训。

身为女警，她身上强烈的正义感，或许就是受到前世境遇的影响而产生的。但是，前世遭遇似乎还在她身上留下了一股无名之火，令她总是开心不起来。从某种意义上说，露丝似乎要通过一种健康的方式，补偿自己的前世遭遇。但是到了今生，她好像有点矫枉过正，仿佛在咬牙切齿地发誓：“我绝不会再让这种事发生。”

有时候，前世回溯疗法就会带来这样的因果启示。有某个道理需要患者去领悟的时候，一旦患者领悟到位，将其融会贯通，实现心灵成长，这一关就算过了。露丝的记忆帮助她觉察愤怒的原因，还帮助她理解了噩梦的内容，通常和关押、桎梏、瘫痪相关，很可能同前世遭遇囚禁相关。

现在露丝的噩梦消失了，焦虑也有所减轻，但是那份无名之火依然存在。现在无论什么时候感到愤怒，她都能很快将其化解，也不再感到畏惧。前世回溯疗法帮助她祛除了生活中的两大阴影，剩余的一个问题，前世回溯疗法也帮助她予以缓解、控制、管理。

* * *

爱丽丝今年 27 岁，深受焦虑症和信任缺失的困扰。这两个问题在现代社会非常常见。她从小就有这种问题。有一天，父亲把她锁在一个柜子里，把她吓坏了。从此以后，她就再也无法信任自己的父母。

在治疗中，爱丽丝回溯到位于古代的前世，变成一个被活埋的孩子。当时有一场瘟疫席卷了她所在的村庄，爱丽丝不幸染病，高烧不退，昏迷不醒，结果被当成死人埋葬入土。后来她在坟墓中醒来，感到惊慌失措。离开人世时，她满怀怨念，现在才意识到，这一切只是误会。回顾前世因果，爱丽丝终于明白，今生无法信任别人，正是前世遭遇导致的。

爱丽丝唤醒的第二段前世回忆，是在战争期间，依然同惊慌的童年经历有关。当时一个炸弹轰然爆开，人们纷纷倒地，层层叠叠压在她身上，引发了她的幽闭恐惧症和极度焦虑情绪。唤醒这两段记忆后，爱丽丝的症状开始消失。同之前的音乐家、特里西娅、露丝一样，了解前世因果帮助他们疗愈了心伤。

揭示恐惧的源头不仅能够缓解恐惧，还能帮助我们发掘自己的前世才能。

* * *

年轻的单身母亲卡琳，是一名事业有成的职业摄影师。她来寻求治疗，希望能改善不良家庭关系。她在回溯治疗中也颇有收获。此外，卡琳自己有一个很特殊的毛病，根本不像是她这样成功独立的女性会出现的问题。她在开车时极度害怕迷路。令她沮丧的是，她自己开车又确实经常迷路，情况比一般人要严重。有时候要出门赴约，卡琳太过害怕迷路，只好请他人代为开车，带她前往目的地。

我们决定仍然采用前世回溯疗法来治疗这种恐惧心理。在催眠状态下，卡琳回忆起自己在二战期间担任一部潜水艇的导航员。在一次任务执行中，她犯了迷糊，把潜水艇带偏了航道，结果迷失方向，误入敌方水域，被敌军发现后击沉。卡琳和其他成员就此葬身海底。

在这次会面治疗后，卡琳对迷失方向的恐惧彻底消失了。

此后，小女儿发现妈妈变了好多，变得更加慈爱、温柔。

几个月后，卡琳发来一条信息。虽然她在接受治疗前就是功成名就、顺风顺水，但她说自己现在感到“幸福美满、充满爱意”，心态变得平和自在。她还说，现在不但变得自己不再迷路，还能画地图为别人指路呢！

卡琳不但克服了恐惧，还唤醒了自己在前世的领航才能，让自己的才艺更加丰富。

* * *

对于领养家庭，前世回溯疗法则向我们揭示，虽然俗话说血浓于水，但是哪怕没有血缘关系，灵魂的羁绊也可以让一段关系更加亲密浓厚，从而为双方带来极大快慰。我经历过几次前世回溯，结果一致表明，养子养女同养父养母之间的联结，或许比亲生父母还要深厚。领养家庭的成员共同经历回溯时，通常会在其他前世相认。

个人经历表明，如果注定有缘成为亲子，哪怕客观上不存在血缘关系，天命也会另辟蹊径，成就这段养育之缘。亲子关系绝对不是随机发生的。我有一个占星家朋友，也有同样的发现。她说对比养父母和养子女的星盘，通常会发现其中的关联十分紧密，不亚于亲生家庭中的父母和子女。

有时候，前世回溯疗法是灵性之路的起点，不仅让启示感悟和特殊才华浮出意识之海，还能令人在最平常、最不经意的时刻，也感受到安宁平和、欢愉喜乐、聪明智慧。令我意想不到的是，体验过前世回溯疗法后，许多患者无论是在工作业绩还是人际关系方面，都义无反顾地踏上了探寻灵性或探索玄学的道路。实际上，他们生活的其他方面，也随着灵性成长而得到改善。许多人表示收获到更多“顶峰”体验或超凡体验，获知了更多直觉启示，引领他们迈向更好的内在和外在生活，无论境遇如何，都能在生活中显得更加淡定平和、聚气凝神。

我懂他们的意思。从治疗凯瑟琳开始，随着我自己的灵性成长壮大，在许多方面，我也感受到了自己的超凡体验。亲历一次之后，我就知道，超凡体验本身就是目标。

第一次超凡经历，早在一周之前就有所铺垫。几年之前，一连看诊十个小时之后，我在办公室的躺椅上冥想休息。几分钟之后，我进入了深度冥想、头脑放空的状态，突然间，一道雷鸣般的声音在脑海中想起，就像是心灵感应的喇叭吹响了一样响亮，让我全身一颤。

“去爱他就是了！”那声音响雷般灌入我的脑海。我立刻清醒过来，知道这则启示中的“他”指的是我儿子乔丹。那时候，他十几岁，正是叛逆的时候，但我那天根本没在想他的事情。或许，我是在下意识地纠结，该如何去应对他的行为。

一周之后，在一个天色晦暗的清晨，我开车送乔丹去上学。我想和他说点话，但他只是嗯嗯啊啊地糊弄着。乔丹就是这副坏脾气。

我知道自己可以选择当场发火，或者不去计较。我想起脑海中的启示“去爱他就好！”于是我选择了第二种态度。“乔丹，记住，我是爱你的。”他下车的时候，我对他说。

令我惊讶的是，他回答“我也爱你”。

我这才意识到，原来他根本没在赌气，也没有脾气不好，只是还在犯困而已。我在他身上感知到的愤怒，原来只是假象。

我继续驾车开往医院，车程 45 分钟左右。途中经过一座教堂，初升的朝阳恰好照耀着树顶，园丁悠闲地修剪着草坪。

突然间，一股平和的喜悦油然而生。我感到无比平和安心，仿佛整个世界都井然有序。无论是园丁还是草木，目之所及，无不笼罩在耀眼的金色光芒之中，如此澄澈透亮。我感到自己同万事万物连为一体，包括那园丁、草木、蓝天，还有树上的小松鼠。这是无忧无惧的境界。未来也显得如此清晰圆满。其他在早高峰赶着上班的人，一定觉得当时的我显得古里古怪。

我对他们怀着一种超脱而广博的大爱。就连对我插车的司机，我也微笑挥手。大家为何总是这样步履匆匆？我的时间似乎停滞下来，接着消失不见。我感到不可思议地和悦、耐心。我明白了。我们来到这里，就是为了学习、成长，为了传达爱意。与此相比，其他全都无关紧要。

我在一片澄澈光辉中驶向医院，满怀着超脱凡俗的仁慈爱意、安宁喜悦、宽厚悲悯，感到自己同世间万物化为一体。

在这种状态的加持下，我开始工作。我对患者产生了一种超乎寻常的直觉，尤其是两位之前从未见过的新患者。我能够在人身上觉察到光辉，每个人似乎都在发光。现在，我终于体验到了什么叫作与万物化为一体。我明确了解到，世界上根本没有所谓的危险，畏惧、怯懦大可不必。世间万事万物本是一体。

这种状态一直持续到我参加行政会议的时候。会议的主题是如何增加医院收益，这样的讨论令我感到生气。我再次意识到自己有两种选择，离开会议，保持超脱、美好的状态，或者留在会上摆明自己的态度。要在会上讨论道德诚信，就要动用左脑，发挥逻辑思辨能力。变化出现了，我回到了“日常状态”，变得理性务实起来，然后就再也回不去了，原先那种奇妙、平和的心境，无论我如何努力地去回想、回忆、重现，都再也无法唤起。

之后，我又经历过五六次这种体验。每次出现，都是突如其来。这种体验，即便是冥想也无法唤起，强求不得。这不是努力就能实现的结果，算是一种恩赐，一种对福德的恩赐。

每次心中充满爱意、不求任何回报的时候，我就能感觉到，自己距离那种状态不远了。

我也尝试帮助其他人达到那种内心平和喜乐的境界。以前世回溯疗法为开端，踏上个人成长的道路之后，就能修成这种境界。这太重要了。对我来说，这是一切治疗的目标，这份安详平和是如此疗愈，如此滋养人。

有时候，从前世回溯疗法入手开展心理治疗，既无必要，也不推荐。有时候，催眠会开启一条不同的道路。

有时候，生活顺遂、幸福美满的人也会出于好奇心理而来到办公室寻求治疗。这样的患者，通常都获益匪浅，就像本书第八章所述的玛莎一样，为了满足好奇心而体验治疗，却意外疗愈了父亲去世为她带来的心伤。但是有时候，在这类患者身上也会出现“不够尽如人意”的情况。

通常情况下，无法唤起前世记忆，都是有原因的。有时候，是因为患者太过刻意卖力。刻意卖力是一种有意识的行为，会阻塞潜意识的流通。只要患者放松，掌握被动接收信息的技巧，就能轻松克服阻塞的障碍。有时候，患者会畏惧重历死亡体验。如前所述，我向患者指出，他们可以自主选择是否亲身经历死亡体验。选择去经历的大部分患者并不觉得死亡体验很伤人。

重历死亡体验能够提升前世回溯疗法的成功率。

但是有时候，患者有更重要的目标去达成。

* * *

阿曼多来自新泽西，是一位税务律师，向我寻求前世回溯治疗。他是一位优雅端庄的男士，衣着一丝不苟，充满魅力，机敏过人。阿曼多不存在任何明显的心理或生理问题，但是迫切想要体验前世回溯疗法。他非常重视寻求灵性成长。

阿曼多稍微有点强迫症，平时很难放松下来，闲暇的时候喜欢一人独处，或同妻子在一起，娱乐放松的时候，不喜欢同别人凑在一起。虽然他总是彬彬有礼、周到体贴，但也没有特别乐善好施。在政治理念上，他相当保守，属于“鹰派”作风。在学生时代，他放弃了自己在音乐方面的爱好与才华，投身更加务实稳妥的法律事业。

在第二次会面治疗中，我让阿曼多陷入深度催眠状态，他心迷神醉，充满了平和与慈爱，眼前浮现出各种鲜明的色彩，尤其是紫色，一种高贵神圣，传统上和灵性相关的色彩。然而，尽管他非常努力地尝试，却无法唤起任何前世回忆。

我给阿曼多一盒磁带，让他带回家听。他的妻子没同我见过面，也听了磁带，然后感受到了逼真、鲜明的前世场景。听妻子诉说她在前世的所见所闻，阿曼多备感羡慕，但就是无法唤起自己的前世记忆。下一周的会面治疗前，阿曼多的妻子只要听磁带，就能回溯到前世，但是阿曼多依然在原地踏步。

但是，我在磁带录音里指示收听者去找一个智者、向导或者助手，向对方问一两个问题，倾听对方的答案。

在阿曼多眼前的紫色光芒中，向导出现了。帮助阿曼多的智者是一位 19 岁男性，留着金色长发，身穿蓝色牛仔服和格子衬衫夹克，名叫麦克。这就是阿曼多的向导，无论是年龄、气质、长相特征还是衣着，都和我们觉得一本正经的阿曼多会去设想的形象大相径庭，就连阿曼多自己都很惊讶。

麦克微笑着，搂住阿曼多，说道："放轻松，不用这么严肃。"

每次阿曼多听磁带的时候，麦克都会从紫色光芒中现身，与他对话，传授灵性启示，指点业务实践和人际关系，还预言未来事件。这些预言，往往几天之后就会准确应验。

但是阿曼多依然迫切地想要回溯前世，径自忽略了邂逅向导麦克的美好与意义。

阿曼多寻求第三次会面治疗的时候，还在抱怨无法唤起前世回忆。他很羡慕妻子能够轻而易举地实现前世回溯。

我让阿曼多进入深度催眠状态，找到麦克。

我下达指示："问问他，为什么你无法唤起前世记忆。"

麦克的回答还是一如既往的迅速，直击要点。

"你只有化解掉现世恐惧，才能获得唤起前世记忆的嘉奖。没什么好恐惧的。你对人心怀恐惧，其实大可不必。不用为他人担忧，大家都会好好的。不用期待他人完美无缺。走近他人，帮助他人，哪怕一开始只能帮到一个人。”

阿曼多无须唤起前世回忆。他要做的功课就在当下。只要他听从麦克的建议，就能一窥前世经历。但这能力是一种嘉奖，是他应得的回报。

不是所有人都有必要，或者有需要唤起前世记忆。不是所有人都带着前世遗留的挂碍或伤痕。在许多情况下，重点在于今生，而非前世。阿曼多一心想要唤起前世记忆，却忽略了在今生同麦克的邂逅是多么美好，多么有意义。

阿曼多的经历还揭示了，在催眠状态下，潜意识所具备的潜能和资源是无穷无尽的。在放松平和的状态下，一切都有可能发生。从某种意义上说，我在引导患者回溯前世时，发挥着类似于辅助、催发的作用。患者自己才是控制疗愈进展的最终力量。在回溯体验中，患者的脑海中可能出现多种非常意识状态、心理洞察，觉察到各种美妙的色彩、情绪、思想，获得当前问题的解决方案，也可能遇到指引向导，或者唤起前世今生的回忆。有的患者还可能神游各种美丽神圣的秘境。

在一片紫色光芒中看到金色字体显现，揭示当下问题的答案，也能够疗愈心伤。这种对知觉的拓展极具治疗作用，是美好奇妙的体验，一点不逊色于前世回溯体验。

在优秀咨询师的引导下或者在患者的自我引导下，潜意识能够焕发无限的治疗潜力。让患者自己治疗自己，同让我本人来治疗患者相比，带给我的收获、启示只多不少。我们每个人既是老师也是学生，既是医者也是患者。穿过悠悠岁月、万古洪荒，一路深入探寻头脑、灵魂、情绪，这是所有人共享的漫漫旅程。

第十一章

回溯前世的技巧

寻访前世回溯治疗师并非总是必要的，有时候，甚至根本找不到这样的治疗师。我甚至推荐参加前世回溯疗法工作坊的患者通过各种技巧，在自己家里强化治疗效果或群体回溯体验。各位读者也可以采用同样的技巧来回溯自己的前世，探寻自己的更高智慧。我的患者表示，下文所述技巧能够带给他们各种发人深省、令人放松、疗愈人心的体验。

我给患者的磁带里收录了放松身心、回溯冥想的指令文字内容。这种练习能够引导潜意识去挖掘最相关的童年经历、前世过往或者生死之间的记忆。使用越多，就能收获越多。

在本章中，我会分享一些实施前世回溯疗法的宝贵技巧。建议读者一一尝试，看看哪一种最适合自己，能够带来最多乐趣，不妨多多使用。

我推荐的其他技巧分为四大类，包括记录梦境、冥想与观想、自我意识操控技巧，以及其他单人“玩法”，或者同朋友一起尝试的双人“玩法”。上述所有技巧都能帮助你放松身心，凝神聚气，让潜意识中的信息在脑海中浮现。

所有的技巧都是安全无害的。如果你的症状严重，或者对即将体验的内容感到焦虑，不妨先向训练有素的治疗师咨询一下，再开始自行探索。感受到情绪是件好事，但要记住，潜意识总是非常智慧的，会针对目前身处的时刻和环境，让你经历适合的相关场景。我的部分患者，即便有着相当恼人的症状，也都能在会面治疗的间隙，自行在家运用回溯技巧进行练习，效果很不错。

然而，治疗之所以有用，是因为能够整合重要的前世经历和今生的修行成长。所以，如果你觉得某一段经历能够同今生的境遇相整合，不妨咨询一下专业治疗师。

去探索、去信任、开心地玩起来，最重要的是，要灵活开放。开始探寻头脑、身体、情绪、灵魂的方方面面，惊叹于自己的更高智慧所指引的方向。

通过梦境唤起前世记忆

开始记录梦境。梦境通常包含着前世的线索。不是所有的梦境都像弗洛伊德说的那样充满了象征、认知扭曲和对期望的隐喻。有的梦就是前世的记忆。

我发现，下列方法是记录梦境的绝佳途径。从睡梦中醒来后，安静平躺，不要移动。尝试回忆梦境，在脑海中回顾梦到的内容，然后再次尝试回顾，更多梦境的细节就会浮现。

接下来，给梦境起一个标题，例如“被吓得腿软，想跑却跑不动”或者“在德国城堡的迷宫里迷失方向”。梦境的标题有助于识别主题，帮助自己分门别类，用于后续检索。写下梦境的所有细节，确保不会遗忘梦境内容。写日记会启发大脑，有助于更好地回忆梦境及其细节。

记录越多梦境，就能获得越多关于前世的线索。在梦中发现自己穿着异于时式的衣服，或使用异时异地式样的器具，这都是梦境中包含的关于前世的蛛丝马迹。举个例子，如果发现自己穿着美国独立战争时期风格的服饰，或者正在修缮古代美洲印第安人的崖居建筑，或者用动物油脂制作蜡烛，那么这些大概率就是梦境中所包含的前世线索。

不用立刻去判断这些线索的含义。只要记下内容，给梦境标注标题，不时回顾一下内容，以便梳理趋势或模式。

梦境的细节显得杂乱无章怎么办？即使只梦到随机凌乱的细节，或者杂乱无章的记忆片段，只要把揭示地域和时代的相关细节整合到某个主题或画面之中，或许就可以为最关键的前世人生给出探索提示。

想要充分探索前世细节或主题的话，不妨进行冥想。把注意力集中在细节上，就像在感受回溯体验一样。观想场景、形象、片段，拓展它、让它活动起来，变得更加有血有肉。不要去约束，也不要去删改脑海中的印象。相对完整的前世回忆或许源于一次冥想、多次冥想，也可能一次冥想也不需要，具体因人而异。一开始，我们唤起的前世回忆或许只是支离破碎的片段，只要多加实践，总会熟能生巧。

在办公室里，我有时会请患者把自己梦到的所有人物都扮演出来。你不妨自己尝试这个方法。例如，如果梦到自己在前世看到周围环绕着陌生的家人，不妨去想象，或者扮演父亲、母亲、妹妹、男友之类的角色，体悟一下他们每个人的感受。

通常情况下，运用直觉和想象来扮演各种角色，人会对自身梦境的真实含义和每个人物的动机有更加深刻的理解。思索关于前世的梦境，或者琢磨回溯的信息时，这种角色扮演的方法，或许可以帮助我们发现特定角色的显著身份信息。

或者，如果已经识别出某个特定人物的身份，这个技巧或许可以让我们共情梦境中其他人物的动机，从而意识到梦中的某个其他角色是今生认识的人。比如，你或许会说“感觉这个人像我父亲”。

运用这种角色扮演法来解读更加典型的梦境，或许能找到今世人生所反映的某种习气模式。

运用冥想和观想来唤起前世记忆

冥想是我强烈推荐的一种练习，是另外一种对前世记忆开启意识的方法。冥想能清空头脑，让各种洞察和认知浮现在脑海，或许前世记忆也会随之而来。

此外，我之所以推荐冥想，是因为冥想还能带来其他许多影响深远的积极作用。同记录梦境一样，冥想也能让我们构建起自我意识的基础，对人生的许多方面颇有助益。冥想令人平和喜乐，让人专注当下，不担忧未来，也不留恋过往。冥想教会我们用思想驾驭情绪，而不是让情绪控制思想。

冥想比大多数人想象的要简单容易。初学者担心做得不对，急于找到所谓的“正确方式”，反而会带来困难。然而，冥想实际上并不存在所谓唯一的正确方式。只要身心放松，头脑清明，没有其他杂念牵绊，这种状态其实就是冥想。冥想的时候，可以挺直脊背，盘腿席地而坐，可以坐在椅子上，可以全身躺平，也可以采用任何其他舒适的体位。无论采取什么姿势，只要头脑清明专注，就能实现冥想。

在冥想过程中，会出现一种活跃意识，一种开放接收信息、随时观察的意识，能够打破观察者和观察对象之间的障碍。伟大的洞察和启示，往往就在这种状态下出现。冥想固然需要练习和耐心，但是冥想本身就可以培养耐心。

身为心理医生，我知道放空头脑有多困难。人总有各种念头跳出来。其实大多数人甚至察觉不到这些念头，或者没意识到自己其实是在不断思考、观想、空想。在工作坊中，我邀请听众闭上眼睛，放空头脑 30 秒，摒弃一切想法或画面，让头脑一片空白。

几乎没人能做到。30 秒时间到了，我让对方说明是否真的放空了头脑，如果刚才有念头冒出来，那就说明具体是什么念头。“他要我们做这个干吗？”“太傻了。”“我的背好疼。”“我的头灯丢到哪里去了。”“希望那家伙别再咳嗽了。”我的工作坊听众脑海里总是充斥着各种念头，上述只是部分例子而已。

在冥想的时候，找一个清净的地方，放松身心，平静心绪。专注呼吸。轻柔缓慢地呼吸，把呼吸的节奏调整到一个平和均匀的节奏。关注自己的思想，一旦有念头出现，就轻轻将其驱出脑海。不要评判自己，不要沮丧，不要不耐烦。在念头飘过时，观察自己的念头即可。

这样做可以让你对自己有更多了解，在练习本章所述的各种技巧时，或许就能唤起前世的记忆。随着时间的推移，冥想可以提升其他前世回溯技巧的成功率。

有的人偏好在冥想时专注于某个词、某个数字或者某个物体。同理，具体采用哪种方式并不重要。人在正常清醒的状态下，脑电活动通常位于 β 节律。只要身心放松，脑电活动就会放缓，进入 α 节律状态，甚至 θ 节律状态，这些都是比 β 节律要缓慢得多的脑波状态。

人在冥想时，身心即处于上述放松状态，是一种养精蓄锐的状态。有的人偏好观想，就是在脑海中用心灵之眼去描绘事物。这种方式和幻想类似，不过我在分别测量冥想和幻想的人的脑电波时，发现他们的脑电活动都处于 α 节律和 θ 节律。那些观想的人也算是在冥想，只不过引导性更强一些。

观想可以强化人体免疫系统功能，促进人体平衡与愈合机制，可以祛除多种疾病，是一种强大的疗愈术。观想还可用于增进体能表现，作为一种祈祷方式，甚至可以令人达到超凡状态。

在冥想状态探索前世，观想自己处于其他时代的前世。让画面自然流入脑海。潜意识中的信息会浮现出来。先别去分析画面，任其流动浮现，像旁观事件或场景一样观察展现的画面。运用自己的想象力。结束冥想之后，记录下自己的体验，不妨作为一个额外部分，和梦境日记写在一起。就像分析梦境一样，寻求其中的模式和含义。

自我观察是回溯前世的关键

我们当前的人生和境遇通常包含着前世的线索。在身心放松的闲暇时间里，不妨尝试一下自我分析。从超然客观、不加批判的角度来观察、沉思自己的各种才能。这些才能是哪里来的？

是遗传自父母，还是源于前世？

源于前世的才能，一大经典案例就是大音乐家莫扎特在五岁的时候就能创作交响曲。我们很容易就能假定莫扎特前世就是音乐家，精进才能之后，又把才能带到现世。

拥有特定语言天赋或者特别亲近某种特定文化，或许也是前世渊源的线索。举个例子，我在一次讲座上，遇到一个来自俄克拉荷马州的高加索男性。他所有的假期都在牙买加度过，热爱、理解那里的人民和文化，就像土生土长的牙买加人一样。而且，第一次踏上牙买加的土地，他就觉得像“回到老家”一样熟悉自在。不妨在运用前世回溯疗法或者观想法的时候，将今生的才能作为探寻前世的一个立足点。

前世的负面遭遇或许会以莫名恐惧或恐怖症的形式在今生展现出来。盘点一下自己的情况，关注自己恐惧的事物或者恐怖症问题。扪心自问，这份恐惧从何而来？为什么我会害怕？是不是小时候遭遇了什么？为什么我会一直感到害怕？

如果找不到恐惧的来源，或者意识到自己一直以来都是这样，不妨尝试一下角色扮演、梦境分析或者场景观想，或许就能找到相关的前世渊源。

有一个重点要强调，要想在这个练习中像其他人一样取得成功，就要摒弃评判的心态。例如，如果要探索对水的恐惧，却想着：“哦，我就是怕水。我本来就是个胆小鬼。”怀着这样的心态去回溯前世，大概永远也不会知道，自己在前世或许是溺水而死的。

有的人对某种文化感到特别亲近，也会有人对某种事物格外排斥。有一位家庭主妇，是三个孩子的母亲，早年到希腊去度蜜月，飞机降落在雅典机场的时候，她出现了严重的恐慌症状，强烈要求和丈夫马上离开希腊。然后他们坐飞机先到罗马，再到巴黎，妻子再也没有出现恐慌症状，度过了美好的蜜月时光。

几年之后，这位女士在前世回溯疗法中唤起了自己在希腊的前世记忆，她当时因为自身信仰而遭到强烈反对，被人推下悬崖摔死。或许会有人反驳，这位女士在飞机降落到希腊时恐慌发作，是因为压抑着对新婚的恐惧。但是她接下来在其他国家度过美好蜜月时光，再也没出现类似症状。这一点足以说明问题。

有的人会在似曾相识的经历中发现前世的蛛丝马迹。对某个初次造访的地方，你是否有过“我曾经来过这里”的感觉？在一次演讲之后，一对50岁出头的夫妇告诉我，他们最近去过一次意大利。这是他们第一次造访意大利，一点也不懂意大利语。他们租了一辆车，在意大利北部迷了路。天色渐暗，他们越来越着急，最后到达一个小镇。

妻子突然对这个小镇莫名感到似曾相识。丈夫说当时妻子的眼睛发直，然后突然开口对当地村民说起意大利语，对方还以为她本来就懂意大利语，两人有问有答。丈夫惊呆了，其实妻子之前从来没有学过，也没说过一句意大利语。至少这辈子没有过。

* * *

你是否有过某种自发的幻想，自己在某个异世异地化身为另一个人？或许这并非白日梦。小孩经常会说起这样的幻想，这或许就是前世的记忆。还有很多成人也有类似的体验。

你是否曾对某个人感到莫名的亲近，或者对另一个人莫名排斥？或许你们在前世就相知相识。

观察一下自己的好恶、着装风格和日常习惯。你有哪些显性人格特质？观察一下自己的家装，具体采用了哪种艺术风格和装饰图案？环顾四周的时候，保持头脑清醒冷静。我有一个患者既说不出自己的收藏品有什么风格特点，也不承认自己对任何一个历史时期或文化感到亲近或偏好。结果是陪她一起来会面治疗的朋友指出，这位患者家里全是19世纪的日本艺术品！放松身心，睁大眼睛，不要忽略近在眼前的线索。

不用担心这信息是否“真实”。既然头脑给出了这个线索，练习的效果就会和梦境一样，都能启发大脑给出更多可靠的前世线索。我们的目标首先在于开启大门，建立通道，有了经验，我们就会变得更加善于分析。到时候，你会知道的。

探寻前世的各种“玩法”

对充满感情的单词或词组进行自由联想，或许有助于我们探寻前世。有一些词是普遍通用的，能够跨越文化和时代，就像是漫漫时光里的中流砥柱。现从葛罗丽雅·切威克（Gloria Chadwick）的著作《探索前世》（*Discovering Your Past Lives*）中选录部分，罗列如下。

不妨在身心放松的时候，闭上双眼，思索或者说出其中一个词。然后观察脑海中随之出现的画面、场景、情绪。或者朗读下列词汇，把音频录成磁带，回放磁带。放慢节奏，反复咀嚼每个词，让各种场景和情绪浮现，流过脑海。

战争	教堂
和平	长矛
沙漠	大海
行军	高山
船舶	山洞
枪支	傍晚
刀械	痛苦
暴民	音乐
绞刑	官员
处决	马
渴求	动物

续表

饥饿	洪水
奴隶	毒药
国王	医师
书本	巫医
钢笔字	躯体
夜空	葬礼
星星	诞生

接下来，记录下脑海中的画面。运用这些画面去寻找前世的模式或主题，或者将其作为前世回溯疗法或观想练习的线索。比如，如果在自由联想“军人”一词的时候，看到自己在美国内战时期的行伍里行军，就可以记下这个画面，在第二天、第二周或者几个月之后进行相关冥想。这样有助于在练习中开启思维、活跃思路。

顺便说一句，前世以美国内战为背景的人非常常见。许多人在参观内战坟墓和战场的时候感到似曾相识。

* * *

另一种唤起前世回忆的“花样玩法”，我称为“看脸法”。坐在距离一位朋友几英尺远的地方，在昏暗的灯光和柔和的音乐中，盯着对方的脸，看看是否有变化。观察并描述自己看到的变化。此时我们经常会觉得，恍惚之间看到对方的面部特征有所改变，眼睛、鼻子、发型会分散、重组，有时候还会出现头部配饰。

你还可以独自尝试这种练习。对着镜子看，观察自己的脸上出现的变化。

如果注意到距离朋友的头部或自己镜中倒影的头部几英寸处，出现一道白光，这或许就是身体由内而外放射出来的能量场。许多人表示看到过这种“光晕”，有的时候呈现多种颜色。我研究过许多案例，他们都分别描述了在别人身上看到的光晕，颜色形态几乎别无二致。我让他们观看或“解读”其他人的能量场时，他们描述的情形彼此完全相同。

我先在办公室里同几个人尝试了这个练习，他们都能看到肤色、头发、眼睛等面部特征出现变化。但是我依然担心这种简单的方式显得有些傻气，或者只是感知扭曲而已，所以不太敢在工作坊上作为一种实践练习同大家分享。最后，在一场气氛热烈，几百人参加的合作小组工作坊活动中，我终于鼓起勇气，决定分享这种玩法。

在灯光昏暗的酒店舞厅里，100多组参与者面对面坐好，凝视搭档的脸庞。一段时间后，我让大家更换新搭档，再次尝试同样的练习。结果让所有人大吃一惊。大部分人都看到搭档的脸出现了显著变化，有的看上去明显是古代人的样子；有的人经历了通灵体验，看到对方的脸变成了搭档已故亲人的样子；有的人似乎看到了灵性向导的脸；还有人看到搭档的脸变成了自己在前世回溯时看到的样子，或者灵媒所描述过的模样。

更换搭档时，有人仍然在新搭档身上看到了上次出现过的同一张脸。许多人第一次看到了光晕。一个 14 岁男孩能够隔空读取搭档的信息。这是他之前从没做过的事情。在此之后，我把“看脸法”纳入了每一期工作坊的活动内容，结果总是相当夸张，也相当有趣。唯一的秘诀就是确保灯光够暗，这样才能充分解放左脑潜能，让直观印象充分发挥作用。

脸部能够提供许多前世线索。同其他几种方式一样，冥想、观想及 / 或对观察到的变化进行自由联想，都可以填补记忆空白，扩充拓展记忆，不要去删改素材。我们或许会看到一张脸变成多张脸，或者整个场景经由一张脸，在其后逐渐显露。你或许会听到一个声音或者一个重要的词。不妨尝试看看。

* * *

造访能够解读前世的著名灵媒，是另外一种唤起前世记忆的操作，或许会很有趣。你或许能从灵媒手中获取珍贵的线索，或者对灵媒的话语产生共鸣。前世回忆或许能够就此唤起。灵媒解读的情感冲击力不如前世回溯体验强烈，是因为人的记忆库会受到扰动，让画面和情绪充斥于人的意识中，因而不产生治疗性变化。即便如此，同优秀的灵媒沟通，依然会是相当有趣的体验，或许能够带来富有启发的前世线索。

碧翠丝·瑞奇（Beatrice Rich）是闻名纽约和迈阿密的灵媒，同我分享了一个故事。她遇到一位客户，是个企业高管，想要感受非同一般的通灵解读，还想要解读前世。心灵占卜术是一种通灵方式，灵媒通过接触客户的某个物品，获取通灵印象。碧翠丝在心灵占卜的过程中看到了客户的身体变化。只见他两只手臂变得黝黑粗壮，成了一个军人的样子，像是个技艺高超的射手。碧翠丝当时不知道，这位生活在纽约的客户，平日最大的爱好就是射箭。她是留意到客户的兴趣了吗？还是通过读心术阐述了一个场景？抑或是她真的看到了这位客户同今生密切相关的前世？

碧翠丝在为另一位女性客户通灵的时候，只见在她眼中，房间突然变得雾蒙蒙的，女客户变成了一位土耳其妇女，在几百年前的巴扎集市上出售手镯和小饰品。然后，只见这位女客户脱掉外套，卷起衬衫袖子，露出一大堆手镯，一个叠一个，套满了整个胳膊。两人开怀大笑。难道碧翠丝看到的场景，只是对客户服饰风格的灵异印象吗？还是客户前世经历过的一个真实场景？就连碧翠丝自己也不敢肯定。

另一个例子，是碧翠丝总是看到一个女性从古代夏威夷人的模样变成古代北欧风格，然后又变成目前现代人的样子，周而复始。这位客户平日里只去两个地方度假，夏威夷和斯堪的纳维亚半岛。

碧翠丝看到另一位大学生客户，化身为几千年前的原始人，用一种在她看来像是勺子一样的物件来投射原始箭矢或者飞镖之类的物品。她说看到河边建有一长排小屋，英勇善战的战士部落就住在河流上游。虽然这位大学生客户的考古学教授宣称类似的武器并不存在，但是客户后来在课本上找到一张这个物件的图片。这次灵视之前，碧翠丝从未见过这种武器。

* * *

另一种促进前世记忆唤起的方法，是身体治疗。有的记忆似乎同身体的实际部位相关，类似于一种细胞记忆。许多人在穴位按摩、运动机能治疗、足底经络按摩，以及其他各种活化身体关键部位的理疗时，看到了闪回的前世场景。举个例子，有人在前世腰背部遭到长矛刺伤，或许在今生同一身体部位受到强力按摩刺激的时候，会再次感受到同样的创伤体验。有的时候，激活的部位会在其他位置，通常是小腿和足部。

上文提及过，我在穴位按摩期间的亲身经历，就是一个相关的绝好例子。在穴位按摩师按摩足部的时候，我陷入了深度放松状态。突然间，一段鲜明清晰的前世记忆涌入脑海，那是前世的我在古代近东地区担任祭司的场景。

如果你有这样的记忆或者记忆片段，不妨记录下来。之后，或许你会发现这是更加宏大的习气模式中的一个部分，或者说不定能用本文所述技巧对记忆进行详述。

* * *

最后，重要的一点是，如果此处分享的技巧，或者下一章所述的前世回溯疗法引领你到达的地方不是前世场景，那也无须惊讶。我在引导患者回溯前世的时候，自己也不知道，对方的更高智慧会引领我们前往何方。通常情况下，患者会回溯到一段或几段前世人生。但是有时候，也会回溯到患者的童年，或者疗愈花园，或者一个光华流转，位于人世轮回之间的神秘境地。无论是哪种情况，我们回溯前往的地方，都由潜意识的智慧来决定。在回溯治疗中，我时常觉得自己只是顺其自然而已。

运用这些技巧的时候，你或许会到达全新的地点，经历全新的体验，或许是本书尚未提及，或者我自己从未去过的地方。不妨让自己去自由探寻这种邂逅惊喜意外体验的可能性。通常情况下，这种体验会最大限度地促进成长。

除了经历前世场景，你还可能到达一个可以查阅神秘记录的地方，就像本书第九章所述的贝斯的经历。你也可能在花园里遇到自己深爱的人，对我们给出一句启示，就像本书第五章所述的贝琪从父亲那里得到启示的经历。你或许还会邂逅位于其他现实、其他维度，超越传统常规时空的奇妙经历。

不妨顺其自然，让自己通过直觉性、非线性的方式去修行成长。只要让自己怀着逍遥自在,不加批判的心态来看待这些经历，我们就会持续不断地成长。

请记住，如果遇到了严重困扰自己的事情，不妨向心理治疗师寻求帮助。许多人会记得童年经历，前世过往，或者其他经历，但不觉得难过或者焦虑。我帮助许多人进行群体前世回溯，从来没遇到什么问题。回溯之后，人是不会被困在某个地方的。我们总是可以选择睁开双眼去亲身体验一切，或者悬浮旁观一切。我们可以自主选择。我们的潜意识时刻掌控着局面，不会让失控脱轨的情况发生。

最后，这些唤起前世记忆的方法，或至少能让我们获知前世线索，把握回溯之旅沿途路标的方法，并非唯一方法。相关研究表明，有许多途径可以唤起我们的前世记忆，其中包括对大脑负责记忆检索的特定部位进行电流刺激、服用药品、超常精神状态、昏迷状态、濒死状态、灵魂出窍体验等。探索研究的过程相当振奋人心。你会意识到自己比现世的、局限的自我和人格要伟大得多，并为此欢欣雀跃。真正的自己，永生不灭的自己，在前世今生中不断轮回的自己。能够邂逅这样的自己，我们何其有幸！